# Michael Castleman

# Jeden Tag
# ein
# Aspirin

## Vorbeugen gegen
## Herzbeschwerden
## Schlaganfall
## Krebs

W0236428

Ullstein

Ratgeber
Ullstein Buch Nr. 35426
im Verlag Ullstein GmbH,
Frankfurt/M – Berlin

Deutsche Erstausgabe

Umschlaggestaltung:
Friedemann Porscha

Alle Rechte vorbehalten
© 1993 by Michael Castleman
Titel der amerikanischen Originalausgabe:
An Aspirin A Day
erschienen bei Hyperion, New York

© 1994 der deutschen Erstausgabe
by Ullstein Verlag GmbH,
Frankfurt/M – Berlin
Aus dem Amerikanischen von:
Helmut Böhme
Gesamtherstellung:
Ebner Ulm
ISBN 3 548 35426 2

September 1994
Gedruckt auf alterungsbeständigem
Papier mit chlorfrei
gebleichtem Zellstoff

Die Deutsche Bibliothek – CIP-Einheitsaufnahme

**Castleman, Michael:**
Jeden Tag ein Aspirin : Vorbeugen gegen Herzbeschwerden,
Schlaganfall, Krebs / Michael Castleman.
Aus dem Amerikan. von Helmut Böhme. – Dt. Erstausg. –
Frankfurt/M. ; Berlin : Ullstein, 1994
(Ullstein-Buch ; Nr. 35426 : Ratgeber)
Einheitssacht.: An aspirin a day < dt. >
ISBN 3-548-35426-2
NE: GT

Für Maya Simons Castleman

Ich bedanke mich bei Martha Kaplan und Victoria DiStasio von Hyperion; Katinka Matson und John Brockman von John Brockman and Associates; Janice Guthrie und Julie Smith von The Health Resource, Conway, Arkansas, USA; Charles C. Mann und Mark L. Plummer, Mitautoren von The Aspirin Wars (Knopf, 1991); Daniel Schuster, M. D.; Medical Center Library an der University of California, San Francisco; The Aspirin Foundation, Washington, D. C., und bei meiner Familie: Anne Simons, M. D., und Jeffrey und Maya Castleman.

MICHEAL CASTLEMAN

»Wenn Aspirin nur halb so wirksam, dafür zehnmal so teuer wäre und man es nur auf Rezept bekäme, dann würden die Ärzte es vielleicht häufiger zur Prävention und Behandlung von Herzinfarkten einsetzen.

CHARLES HENNEKENS,
Harvard Medical School und Mitautor von
Physicians' Health Study

»Wenn es um einen ärztlichen Rat geht, dann nehme ich alles, was mein Arzt mir sagt, mit einer Prise Aspirin.«

HENNY YOUNGMAN

# Inhaltsverzeichnis

# Vorwort

Vielleicht hat Aspirin mir das Leben gerettet.

Ich war immer gesund und hielt – verständlicherweise – mein Risiko, einen Herzinfarkt zu erleiden, für gering. Jedoch im letzten Jahr, ich war 42 Jahre alt, verspürte ich beim Tennisspielen einen dumpfen, aber heftigen Schmerz in der Brust. Als Arzt war mir bewußt, daß dies auf einen Herzinfarkt hindeutet. Tests in einer Notfallaufnahme bestätigten den Verdacht sofort. Doch ich hatte Glück. Einige Stunden vor dem Tennismatch hatte ich zwei Tabletten Aspirin gegen Halsschmerzen eingenommen. Die Tests ergaben, daß sich das Blutgerinnsel, welches sich in einer meiner Herzkranzarterien gebildet hatte, fast augenblicklich von selbst auflöste. Dadurch wurde der ansonsten möglicherweise tödliche Herzinfarkt so stark abgeschwächt, daß mein Herz nur überraschend wenig Schaden nahm. Die Blutgerinnsel, die einen Herzinfarkt herbeiführen, lösen sich manchmal von selbst auf. Doch mit Aspirin ist dies viel wahrscheinlicher. Aus diesem Grunde bin ich der Meinung, daß diese beiden kleinen weißen Pillen mir vielleicht das Leben gerettet haben.

Aspirin kann weit mehr als nur Kopfschmerzen bekämpfen. In »Jeden Tag ein Aspirin« werden Sie mit vielen neuen erstaunlichen Einsatzgebieten dieses bekannten Medikaments vertraut gemacht – z. B. mit der Prävention von Herzinfarkten, Schlaganfällen und anderen Erkrankungen. Das Buch ist informativ, umfassend und flüssig geschrieben. Es stützt sich auf gründliche Untersuchungen und Studien von medizinischen Forschungsergebnissen, die allgemeinverständlich erläutert werden. Es ist dringend erforderlich, daß die Öffentlichkeit mehr über die außergewöhnlichen vorbeugenden Wirkungen des Aspirins informiert wird. Millionen von Menschen, denen Aspirin nutzen könnte, nehmen es nicht. Falls bei Ihnen Risikofaktoren für einen Herzinfarkt oder einen Schlaganfall bestehen – besonders, wenn in Ihrer Familie solche Erkrankungen aufgetreten sind, wenn Sie hohen Blutdruck, erhöhte Cholesterinwerte haben oder Raucher sind –, dann empfehle ich Ihnen dringend: Lesen Sie »Jeden Tag ein Aspirin«. Erkundigen Sie sich dann bei Ihrem Arzt, ob Sie regelmäßig Aspirin zu sich nehmen sollten, und wenn ja, in welcher Dosierung. Vielleicht wird Ihnen dadurch eines Tages das Leben gerettet.

Daniel Schuster, M. D.,
Direktor der Intensivstation
des Barnes Hospital
in St. Louis, Missouri, und
Außerordentlicher Professor
der Medizin der Washington
University School of Medicine

# Das Mittel,
# das mehr als Wunder bewirkt

Die Firma »Bayer« lobt ihr Aspirin als »Das Mittel, das Wunder bewirkt«. Diese weitverbreitete Werbebotschaft macht einen Fehler, der unter Werbetextern als Todsünde gilt: Sie verkauft das Produkt *unter* Wert. Bayers Slogan müßte lauten: »Das Mittel, das *mehr* als Wunder bewirkt.«
Zugegeben, das klingt etwas übertrieben. Aber wenn Sie erst einmal »Jeden Tag ein Aspirin« gelesen haben, ist es durchaus möglich, daß Sie mir zustimmen werden. Schon seit mehreren Jahren bezeichnen bekannte Wissenschaftler und Forscher, die sich mit Erkrankungen des Herzens, mit dem Schlaganfall und ähnlichen Leiden beschäftigen, Aspirin als »die größte präventive medizinische Sensation aller Zeiten«. Seit einiger Zeit bekennen sich auch Ärzte anderer Fachrichtungen dazu. Nach neuesten Forschungsergebnissen wirkt dieses Mittel vorbeugend gegen Herzinfarkt, Schlaganfall und Krebs:
Da die aufgeführten Untersuchungen überwiegend mit Aspirin durchgeführt wurden, wird im Buch durchweg die Bezeichnung Aspirin verwendet. Der Wirkstoff, Azetylsalizylsäure (ASS), ist auch in anderen Medikamenten enthalten. Neben dem Aspirin sind in Deutschland weitere ASS-Präparate käuflich.

## Herzinfarkt

Aspirin verringert das Herzinfarktrisiko um 30 bis 40 Prozent. Ungefähr 1,5 Millionen Amerikaner erleiden jedes Jahr einen Herzinfarkt. In den Vereinigten Staaten ist der Herzinfarkt die Haupttodesursache, an der jährlich 500000 Amerikaner sterben. Heute zeigen Studien, daß eine regelmäßige Einnahme von Aspirin bis zu 600000 Herzinfarkte und 200000 Todesfälle nach Herzinfarkt pro Jahr verhindern könnte. (In diesem Zusammenhang bedeutet »verhindern« nicht für immer beseitigen, sondern eher »hinauszögern«.) Einige Menschen, denen Aspirin zunächst geholfen hat, erleiden trotzdem später einen Herzinfarkt, der auch tödlich sein kann. Doch das Aspirin hilft, *vorzeitige* und *tödliche* Herzinfarkte zu verhindern. Mit anderen Worten, es hilft, die Lebenszeit der Menschen zu verlängern.

Auch in Deutschland ist der Herzinfarkt die Haupttodesursache. Nach den Statistiken des Jahres 1991 war der Herzinfarkt bei 28 Prozent aller verstorbenen Männer und bei 16 Prozent der verstorbenen Frauen die Todesursache. D. h., im Jahr 1991 verstarben in Deutschland ungefähr 118000 Männer und 78000 Frauen an den Folgen eines Herzinfarktes. Zusammengenommen sind dies nahezu 200000 Infarkttodesfälle. Bezieht man die Zahlen aus den amerikanischen Studien auf Deutschland, könnten durch Aspirin ca. 80000 Todesfälle in Deutschland durch Herzinfarkte verhindert werden.

## Schlaganfall

Aspirin vermindert das Risiko eines Schlaganfalls um 18 Prozent. Der Schlaganfall ist die dritthäufigste Todesursache in den USA. Aspirin wirkt vorbeugend gegen den ischämischen Schlaganfall (siehe Kapitel 2). Jedes Jahr erleiden etwa 400000 Amerikaner einen Schlaganfall, der bei ungefähr 100000 Menschen tödlich ist. Weitere Zehntausende überleben, sind aber schwer behindert. Eine regelmäßige Einnahme von Aspirin könnte jedes Jahr 72000 Schlaganfälle und mehr als 25000 damit in Verbindung stehende Todesfälle und Invalidität verhindern.

In Deutschland erleiden jedes Jahr etwa 200000 Menschen

einen Schlaganfall, wovon ungefähr 70 000 versterben. Bezieht man die amerikanischen Zahlen auf deutsche Verhältnisse, könnten durch Aspirin 36 000 Schlaganfälle und ungefähr 12 500 damit in Zusammenhang stehende Todesfälle verhindert werden.

## Krebs

Aspirin verringert möglicherweise die Anzahl der tödlichen Dickdarmkarzinome um 40 Prozent. 156 000 Amerikaner erkranken jährlich an Dickdarm- und Mastdarmkrebs (Kolonkarzinom). Für 60 000 Menschen endet dieses Leiden tödlich. Dieses Karzinom ist nach dem Lungenkrebs die zweithäufigste Todesursache bei den Krebserkrankungen und unter den Nichtrauchern sogar die häufigste zum Tode führende Krebserkrankung. Wenn die aktuellen Schätzungen korrekt sind, könnten durch eine regelmäßige Anwendung von Aspirin jedes Jahr etwa 24 000 dieser karzinombedingten Todesfälle vermieden werden.

In Deutschland werden ungefähr 20 Prozent aller Krebstodesfälle durch das kolorektale Karzinom verursacht. Das bedeutet, daß jedes Jahr in Deutschland etwa 40 000 Menschen an den Folgen eines Dickdarmkrebses versterben. Wenn die amerikanischen Angaben zutreffen, müßte es möglich sein, durch Anwendung von Aspirin jedes Jahr ungefähr 16 000 Todesfälle durch Dickdarmkrebs zu verhindern.

Zudem verhindert Aspirin möglicherweise eine Reihe anderer lebensbedrohlicher Erkrankungen, ganz zu schweigen von seiner traditionellen Anwendung bei Fieber, Schmerzen und Entzündungen.
Diese erstaunlichen Behauptungen gründen sich auf mehr als 1000 Studien, die im Verlauf der letzten 30 Jahre in führenden medizinischen Fachzeitschriften veröffentlicht wurden (ungefähr zweihundert werden im Literaturverzeichnis des Buches

aufgeführt). Um nicht den Eindruck zu erwecken, daß ich eine Diskussion scheue, nehmen wir einfach einmal an, daß diese Studien die Wirkung von Aspirin überschätzen. Nehmen wir einmal an, Aspirin wäre in seiner Wirksamkeit nur *halb* so gut, wie es die aktuellen Untersuchungen aussagen. In diesem Fall würde in Amerika Aspirin jedes Jahr »nur« 300 000 Herzinfarkte, 36 000 Schlaganfälle und 12 000 Kolonkarzinome abwenden. In Deutschland wären es analog 40 000 Herzinfarkte, 18 000 Schlaganfälle und 8000 Erkrankungen an Dickdarmkrebs, die verhindert werden könnten. Schon diese Zahlen zeigen die großartige Wirkung von Aspirin. Und außerdem ist die Dosis, die Ärzte zur Prävention dieser und anderer ernsthafter Erkrankungen empfehlen, niedrig, für die meisten Menschen ohne Nebenwirkungen – und preiswert. Kein Wunder, daß führende Forscher Aspirin als »Wundermittel« bezeichnen.

Heute empfehlen amerikanische Ärzte Hunderttausenden Amerikanern, einmal täglich eine bestimmte Dosis Aspirin zu nehmen (siehe Kapitel 11). Immer mehr Ärzte nehmen selbst regelmäßig eine kleine Dosis Aspirin ein.

Doch trotz umfangreicher Berichterstattungen in den Medien wissen die meisten Menschen nur wenig über die erstaunlichen präventiven medizinischen Wirkungen des Aspirins. Die ihnen vertraute weiße Tablette ist wie eh und je kaum mehr als das altbewährte Kopfschmerzmittel. Es ist an der Zeit, daß die Öffentlichkeit erfährt, warum Aspirin unter den Wissenschaftlern zu so viel Aufregung geführt hat.

»Jeden Tag ein Aspirin« faßt die umfangreichen Ergebnisse der Aspirin-Forschung bis zur Mitte des Jahres 1992 zusammen. Die vielfältigen Wirkungen, die vielleicht nicht einmal Ihr Arzt kennt, werden aufgezeigt und besprochen.

Selbstverständlich ist Aspirin kein Allheilmittel bei Herzerkrankungen, Schlaganfall und Kolonkarzinom und auch nicht bei den im folgenden diskutierten Erkrankungen. Kein Medikament kann das von sich behaupten. Bedenken Sie auch, daß eine regelmäßige Einnahme von Aspirin *kein* Ersatz für gesunde Ernährung, für körperliche Betätigung, für Streßbewältigung, Nichtrauchen und ärztliche Betreuung ist. Das gilt besonders für jene Menschen, bei denen ein Risiko besteht, an den Leiden zu erkranken, die Aspirin verhindern hilft. Doch wenn die Ärzte jemals mit Recht Patienten geraten haben: »Nehmen Sie zwei Aspirin, und rufen Sie mich morgen früh an«, dann ist es jetzt genauso gerechtfertigt zu sagen: »Nehmen Sie einmal täglich ein Aspirin und Sie müssen mich vielleicht überhaupt nicht rufen.«

### Sollten Sie regelmäßig Aspirin einnehmen?

Wahrscheinlich ja. Doch lassen Sie Ihren Medikamentenschrank noch zu. Lesen Sie zuerst die Kapitel 8 und 9 dieses Buches. Hier werden die Neben- und Wechselwirkungen von Aspirin sowie die Erkrankungen, bei denen sich Aspirin nachteilig auswirken kann, besprochen. Dann werden Sie für Kapitel 11 gewappnet sein, das sich mit zwei Problemen befaßt, bei denen sich die meisten Ärzte noch nicht einig sind: Wer sollte regelmäßig Aspirin nehmen? Und wieviel sollte man nehmen? Wenn Sie Zweifel haben, ob es ratsam für Sie ist, Aspirin – oder irgendein anderes Medikament – einzunehmen, sollten Sie sich *immer mit Ihrem Arzt beraten*.

### Eine Bemerkung zur medizinischen Fachsprache

In »Jeden Tag ein Aspirin« wird weitgehend auf eine medizinische Fachsprache verzichtet. Doch einige Fachbegriffe werden bewußt verwendet, um Sie mit diesen Bezeichnungen vertraut zu machen. Wahrscheinlich wird Ihr Arzt diese auch verwenden, wenn Sie mit ihm über den Nutzen und die Wirksamkeit von Aspirin sprechen. Die medizinischen Fachbegriffe werden im laufenden Text erläutert.

## Eine Bemerkung zum medizinischen Literaturverzeichnis

Sämtliche erwähnten Studien sind im Literaturverzeichnis aufgeführt. Wenn Sie sich eine Studie genauer ansehen möchten, besteht die Möglichkeit, medizinische Fachzeitschriften in Bibliotheken von medizinischen Lehreinrichtungen oder in vielen Krankenhausbibliotheken auszuleihen. Sollte die Ausleihe bei einer medizinischen Fachbibliothek mit zuviel Aufwand verbunden sein, fragen Sie bei Ihrer öffentlichen Bibliothek nach.

Eine Auswahl von Büchern (Gesundheitsratgeber) soll Ihnen helfen, sich zusätzliche Informationen über die Krankheiten und Beschwerden, die auch im Buch aufgeführt werden, zu verschaffen. Besonders wertvoll sind die darin enthaltenen Ratschläge zur gesunden Lebensweise.

# Die prophylaktische und therapeutische Wirkung von Aspirin bei Herzinfarkt und Angina pectoris

Seit fast einem Jahrhundert ist Aspirin[1] der weltweit am häufigsten eingesetzte Wirkstoff bei Fieber, Schmerzen, Arthritis und anderen entzündlichen Erkrankungen. Jedes Jahr geben die Amerikaner mehr als eine Milliarde Dollar für Aspirin aus und schlucken etwa 30 Milliarden Tabletten mit diesem Wirkstoff. Das sind jährlich 20 Tonnen – bzw. 10 Tabletten pro Person und Monat. Selbst bei vorsichtiger Schätzung wird dieser Verbrauch in der Zukunft in die Höhe schnellen, da mit dem Älterwerden der Menschen auch das gleichzeitige Auftreten von verschiedenen Erkrankungen (Multimorbidität) ansteigen wird. In Deutschland beträgt der ASS-Verbrauch etwa ein Sechstel des in den USA üblichen Verbrauchs. 1992 wurden in Deutschland 174 Millionen Tagesdosen ASS zu Lasten der gesetzlichen Krankenkassen verordnet, wodurch Kosten von mehr als 50 Millionen Mark entstanden.

Erst seit Ende der 80er Jahre wird Aspirin auch offiziell als ein medizinisches Wunder gepriesen, als die Physicians' Health Study die Wirkung bei der Vorbeugung von Herzinfarkten bestätigte. Doch seit mehr als 40 Jahren wird vermutet, daß ein Zusammenhang zwischen Aspirin und Herzinfarkt besteht. Ein fast vergessener Hals-Nasen-Ohrenarzt, Lawrence L. Craven, der in dem damals kleinen Vorort Glendale bei Los Angeles eine Praxis hatte, vermutete als erster, daß Aspirin zur Vermeidung von Herzinfarkten beitragen könnte.

Craven wuchs in Iowa auf, promovierte an der Universität von

1 Die Wirksubstanz des Aspirins ist Azetylsalizylsäure (Abkürzung ASS). Neben dem Aspirin sind in Deutschland zahlreiche weitere ASS-Präparate käuflich.

Minnesota und verbrachte sein Berufsleben in Südkalifornien. Nach dem zweiten Weltkrieg, als viele Kinder der Babyboom-Jahre an Angina erkrankten, entfernte Craven bei ihnen die entzündeten Gaumenmandeln. Heute wird diese, Tonsillektomie genannte Operation kaum noch ausgeführt. In den späten 40er Jahren war sie recht verbreitet. Von 1948 an verordnete Craven seinen kleinen Patienten täglich vier Streifen Aspergum, Aspirin in Form einer Kautablette. Damit hoffte er, den nach diesem Eingriff auftretenden Halsschmerz lindern zu können.

Bei einer Tonsillektomie können Nachblutungen auftreten. Diese waren zwar nur bei einigen Patienten Cravens von Bedeutung, doch einige Kinder bluteten so stark, daß sie stationär behandelt werden mußten. Die meisten Ärzte nahmen diese gelegentlichen Krankenhauseinweisungen als Folge von leider auftretenden, aber unbedeutsamen individuell unterschiedlichen Reaktionen der Kinder in Kauf. Doch Craven zeigte sich neugieriger. Er fragte die eingelieferten Kinder und ihre Eltern aus. »Bei jedem Fall von schwerer Nachblutung«, so schrieb er 1950 in einem Brief an die *Annals of Western Medicine and Surgery*, einem kleinen Fachblatt, »hatte der Patient nicht nur die vier Streifen Aspergum täglich gekaut, sondern zusätzlich noch gekaufte und daher bis zu 20 Streifen täglich aufgebraucht.« Zwanzig Streifen Aspergum entsprechen einer Dosis von mehr als einem Dutzend Aspirintabletten normaler Stärke.

Die Verbindung zwischen Aspirin und Blutungen war bekannt. Von der Substanz wußte man, daß sie Blutungen verlängert und die Blutgerinnung verzögert, seitdem Salizylsäure[1] für die Behandlung von Gelenkentzündungen (Arthritis) eingesetzt wurde. Craven führte die Beobachtung der gerinnungshemmenden Wirkung von Aspirin einen Schritt weiter. Er fragte sich, ob Aspirin nicht helfen könnte, die Bildung *in-*

---

1   Der Wirkstoff von Aspirin ist die Acetylsalizylsäure. Salizylsäure ist eine Vorstufe dieser chemischen Substanz.

*nerer* Blutgerinnsel (Thromben) zu verhindern, die in den Herzkranzarterien die Blutversorgung von Teilen des Herzmuskels unterbrechen und den Herzinfarkt auslösen. (»Gerinnsel« bilden sich nur auf der Hautoberfläche. Blutgerinnsel oder -pfropfen in den Blutgefäßen werden »Thromben« genannt.)

Damals begannen die Ärzte, Männern mit Herzinfarkt (Mediziner nennen ihn Myokardinfarkt, MI, wörtlich »Tod der Herzwand«) ein anderes gerinnungshemmendes Mittel (Antikoagulans), das Dicumarol, zu verschreiben. In seinem Schreiben an die *Annals* spekulierte Craven, daß Aspirin möglicherweise genauso wirksam und dazu noch billiger und sicherer wäre.

Die Herzspezialisten (Kardiologen) reagierten auf Cravens Artikel aus dem Jahre 1950 mit vernichtendem Schweigen. Das war kein Wunder. Der Artikel erschien in einem regionalen Fachblatt für Allgemeinmediziner, das kaum von Kardiologen gelesen wurde. Zudem befaßte er sich auch nicht mit einem neu entwickelten Medikament, dessen medizinischer Durchbruch bevorstand, sondern mit einer so altbekannten Substanz, die jeden an die abgedroschene Phrase erinnerte – »Nehmen Sie zwei davon, und rufen Sie mich an . . .« Außerdem war Craven nicht Mitglied im »Klub«. Die »richtigen« Wissenschaftler an der Universität schauten schon immer geringschätzig auf die »Hobbyforscher« in ihren Vorstadtpraxen. Schließlich waren Cravens Schlußfolgerungen höchst spekulativ. Er führte keine Experimente durch und verfügte über keine statistisch signifikanten Ergebnisse. Alles, was er hatte, war eine Idee, die sich auf die Verallgemeinerung einer begrenzten Anzahl möglicherweise voreingenommener persönlicher Beobachtungen an Kindern stützte.

Unerschrocken begann Craven Männern, die Herzanfälle hatten, Männern mit Übergewicht und Männern mit vorwiegend sitzender Beschäftigung – den damals bekannten wichtigsten Risikofaktoren – täglich eine normalstarke Aspirintablette (325 Milligramm) zu verordnen. Bis 1953 hatten bereits 1465 Männer im Alter von 45 bis 65 Jahren an seiner klinischen Studie teilgenommen.

In den Vereinigten Staaten enthält eine normalstarke Aspirintablette 324 mg des Wirkstoffs, in England 324 mg. Bei einigen der in diesem Buch aufgeführten Studien wurde die britische Tablette, bei anderen die amerikanische Standardtablette verwendet. Der Unterschied von 1 mg ist klinisch gesehen ohne Bedeutung. In der praktischen Anwendung kann man diese beiden Dosen identisch ansehen. In Deutschland sind ASS-Präparate mit den Wirkstoffkonzentrationen 100, 300 und 500 mg käuflich. Die 300-mg-Zubereitung entspricht in etwa dem, was im Buch als »Standardtablette« bezeichnet wird.

»Es ist allgemein bekannt«, schrieb Craven in jenem Jahr in einem Artikel in einer noch kleineren medizinischen Fachzeitschrift, dem *Mississippi Valley Medical Journal*, »daß übergewichtige Männer mit wenig sportlicher Betätigung häufiger und zeitiger im Leben den Gefahren einer plötzlichen Koronarthrombose – Blutpfropfen in einer Herzkranzarterie und damit dem Herzinfarkt – ausgesetzt sind.« In diesem Bericht von 1953 gab er an, daß keiner der Männer, denen er Aspirin verordnet hatte, einen Herzinfarkt erlitt oder es zu einer instabilen Angina pectoris (heftiger Brustschmerz im Ruhezustand, häufig eine Vorstufe zum Herzinfarkt) kam. »Bei einer solch großen Anzahl von Probanden, bei denen koronare Komplikationen höchst wahrscheinlich sind, ist es, milde ausgedrückt, äußerst bemerkenswert, daß alle gesund und aktiv geblieben sind. Diese Erkenntnis widerspricht den statistischen Erwartungen sowie den Erfahrungen aus meiner 36jährigen medizinischen Praxis.« Craven war sich durchaus bewußt, daß seine klinische Studie methodische Mängel aufwies, und er forderte die professionellen Forscher auf, seiner Anregung zu folgen. Sein Ruf verhallte ungehört.

In der Zwischenzeit setzte Craven seine Untersuchungen fort, und 1956 verwies er in seinem Schlußbericht in einem Artikel im *Mississippi Valley Medical Journal* auf 8000 Patienten und wirklich erstaunliche Ergebnisse: kein feststellbarer Herzinfarkt, kein feststellbarer Schlaganfall. Neun seiner 8000 Probanden waren mit Verdacht auf Herzinfarkt gestorben. Die Autopsie ergab jedoch geplatzte Arterien (Aneurysmen) als Todesursache und nicht Koronarthromben. »Mit Sicherheit«, schrieb Craven, »konnte eine Aspirin täglich keinen Schaden anrichten ... Sie könnte sich sogar als Lebensretter erweisen ... Die Verabreichung von Aspirin ist eine sichere und zuverlässige Methode der Prävention von Koronarthrombose.«

Craven hatte recht, doch ließen seine Forschungsmethoden einiges zu wünschen übrig. Er vergewisserte sich nie, ob seine 8000 Patienten wirklich einmal täglich ihre Aspirindosis einnahmen. Er überprüfte auch nicht, ob seine Probanden andere Medikamente eingenommen hatten, was seine Ergebnisse durchaus beeinflußt haben könnte. Er hatte keine Kontrollgruppe, die zu Vergleichszwecken ein Plazebo (Scheinmedikament) verabreicht bekam. Und er war bereits von der Wirksamkeit des von ihm verordneten Medikaments überzeugt. (Heute meinen Kritiker, Craven könnte seine Ergebnisse sogar gefälscht haben. Ungeachtet der Einnahme von Aspirin müßte in einer Gruppe von 8000 Männern mittleren Alters über einen Zeitraum von sechs Jahren *irgend jemand* einen Herzinfarkt gehabt haben.)

So erstaunlich Cravens Behauptungen aus dem Jahre 1956 auch waren, die Kardiologen ignorierten ihn weiterhin. Selbst wenn sich jemand für ihn interessiert hätte, Cravens Tod im folgenden Jahr hätte ihm sicherlich zu denken gegeben. Der Vierundsiebzigjährige, der doch jeden Tag eine Aspirin zu sich nahm, fiel plötzlich tot um – Herzinfarkt.

Heute, mehr als dreißig Jahre nach Cravens Tod, halten Kardiologen seine Arbeit für prophetisch. James E. Dalen, Arzt und Herausgeber der *Archives of Internal Medicine*, schrieb 1991: »Man muß sich wirklich fragen, welche Auswirkungen Cravens Empfehlungen gehabt hätten, wenn sie in einem medizinischen Fachblatt mit einer größeren Auflage als dem

*Mississippi Valley Medical Journal* erschienen wären. Hätte man Cravens ›Täglich eine Aspirin‹-Regel 1950 übernommen, hätten möglicherweise Hunderttausende Herzinfarkte und Schlaganfälle verhindert werden können.«

## Herz-Kreislauf-Erkrankungen – Die Haupttodesursache

Das Herz und die Blutgefäße bilden das kardiovaskuläre System (»Kardia« bedeutet Herz, und »vaskulär« bezieht sich auf die Blutgefäße und damit auf den Kreislauf). Herz-Kreislauf-Erkrankungen – vor allem Herzerkrankungen und Schlaganfälle – sind mit Abstand die häufigste Todesursache in den Vereinigten Staaten. Von den jährlich 2,2 Millionen Todesfällen sind 900 000 (42 Prozent) auf Herz-Kreislauf-Krankheiten zurückzuführen – d. h. alle 34 Sekunden ein Todesfall! 765 000 (35 Prozent der Todesfälle in den USA) gehen davon auf das Konto der Herzkrankheiten, während 150 500 (7 Prozent) an Schlaganfall sterben. An Herz-Kreislauf-Erkrankungen sterben *zweimal* so viele Menschen wie an Krebs, dem jedes Jahr 485 000 Amerikaner (22 Prozent) zum Opfer fallen.

Die Situation in Deutschland ist ähnlich. Von den ungefähr 900 000 jährlichen Todesfällen sind etwa die Hälfte durch Herz-Kreislauf-Erkrankungen verursacht.

Unter den vielen verschiedenen Herzkrankheiten nehmen zwei einen besonderen Platz ein: der *Herzinfarkt* und die *Angina pectoris*. 1,5 Millionen Amerikaner erleiden jährlich einen Herzinfarkt, der bei etwa 500 000 Menschen zum Tode führt. Seit 1960 hat sich die Sterbeziffer bei Herzinfarkt um sage und schreibe 40 Prozent verringert, trotzdem bleibt der Myokardinfarkt die Haupttodesursache. Daneben leiden sechs Millionen Amerikaner an Angina pectoris, wodurch sie stark infarktgefährdet sind.

Sowohl der Herzinfarkt als auch die Angina pectoris sind Erkrankungen der »Koronararterien«. Die Koronararterien oder auch Herzkranzarterien umgeben das Herz und versorgen diesen bemerkenswerten Muskel, der im Leben durchschnittlich dreimilliardenmal schlägt, mit Nahrung und Sauerstoff. (»Koronar« kommt vom lateinischen Wort *Corona* und bedeutet »kranzartig«.) Die Koronararterien erkranken, wenn sich diese wichtigen Blutgefäße durch cholesterinreiche Ablagerungen an ihren Innenwänden verengen. Dieser Vorgang wird »Atherosklerose« oder auch Arteriosklerose genannt. (Im Griechischen bedeutet *athere* »Mehlbrei« und *sclerosis* »Verhärtung«.) Die Ablagerungen werden als atheromatöse Plaques bezeichnet. Ungefähr 70 Prozent der Bevölkerung in den Industrieländern leiden an einer Erkrankung der Koronararterien. Häufig setzt diese schon in der Kindheit ein.

Die Wissenschaftler wissen noch nicht genau, wie die Arteriosklerose entsteht. Am häufigsten wird die Theorie vertreten, daß chemische Veränderungen im Blut auftreten, die durch Rauchen, fett- und cholesterinreiche Ernährung sowie durch andere Risikofaktoren, die Arterienwand verletzen. Diese Verletzungen rufen die erste Verteidigungslinie des Körpers gegen Blutungen, spezielle Blutzellen, die »Blutplättchen« oder »Thrombozyten«, auf den Plan, die sich an der Wundstelle anlagern. Mit der Zeit folgen den Thrombozyten auch Fette, Cholesterin, Kalzium, Zelltrümmer und andere Gerinnungsfaktoren und bilden Plaques.

Wenn durch die arteriosklerotischen Veränderungen der Blutfluß zum Herzen stark reduziert wird, kommt es zu einer stabilen Angina pectoris – einem heftigen Brustschmerz bei körperlicher Betätigung, der bei Ruhe wieder abklingt. In schwereren Fällen schmerzt die Brust auch im Ruhezustand (instabile Angina pectoris). Die Angina pectoris selbst ist nicht tödlich, doch für diese Patienten besteht ein hohes Infarktrisiko.

Ein Herzinfarkt tritt auf, wenn atheromatöse Plaques aufbrechen. Es kommt dann zur Bildung eines Blutpfropfs (Thrombus). Befindet sich der Blutpfropf innerhalb einer bereits stark verengten Koronararterie, unterbricht er den Blutfluß und verursacht dadurch eine schwere Schädigung des Herzmuskels und den als vernichtend empfundenen Brustschmerz eines Herzinfarkts.

Für gewöhnlich hält der Brustschmerz beim Herzinfarkt mindestens 30 Minuten an und strahlt häufig bis zum Gesichtskiefer oder in einen Arm aus. Zu den anderen Symptomen eines Herzinfarkts zählen Schweißausbrüche, Übelkeit, Erbrechen, Schwindel und Ohnmacht. Einige Menschen meinen, sie erhalten eine Vorwarnung auf das drohende Unheil. (Nicht alle Herzinfarkte führen zu starken Brustschmerzen. Einige erinnern an Sodbrennen. Lesen Sie dazu Seite 57.)

Ein Herzinfarkt kann sich schrittweise einstellen, sich schon einige Wochen vorher durch eine Angina pectoris ankündigen, aber auch ohne Warnung zuschlagen. Etwa ein Drittel der Herzinfarkte verlaufen tödlich. Meistens tritt der Tod innerhalb der folgenden zwei Stunden ein, oft bevor der Patient in der Notaufnahmestation des Krankenhauses eintrifft.

Die Erkrankung der Koronararterien trifft den Menschen nicht so unvorbereitet. Sie ist eigentlich der Höhepunkt eines jahrzehntelangen Prozesses. Die Wahrscheinlichkeit, an dieser modernen Geißel der Menschheit zu erkranken, hängt von verschiedenen Risikofaktoren ab. Einige kann man beeinflussen, andere nicht.

Zu den Risikofaktoren, die man nicht beeinflußen kann, zählen:

*Vererbung.* Trat in Ihrer Familie bereits eine Herzerkrankung auf, dann sind auch Sie stärker gefährdet. Es ist nicht Ihr unabänderliches *Schicksal*, doch haben Sie wahrscheinlich eine Veranlagung zu einer Arteriosklerose geerbt. Zudem bestehen bei einigen anderen Risikofaktoren dieser Erkrankungen genetisch bedingte Komponenten: Diabetes, Übergewicht, Bluthochdruck (Hypertonie) und erhöhte Cholesterinwerte (familiäre Hypercholesterinämie).

*Geschlecht.* Männer erleiden häufiger Herzinfarkte als Frauen und dies auch eher in jüngeren Jahren. Nur wenige Frauen haben zwischen 40 und Anfang 50 einen Herzinfarkt. Verglichen mit den Männern, besteht bei Frauen über 65 jedoch ein zweimal höheres Risiko, innerhalb weniger Wochen an einem Herzinfarkt zu sterben.

*Alter.* Mehr als die Hälfte aller Herzinfarkte betreffen Menschen über 65 Jahre. 80 Prozent der am Herzinfarkt sterbenden Patienten sind über 65 Jahre alt.

*Diabetes.* Herz-Kreislauf-Krankheiten sind bei über 80 Prozent aller Diabetiker die Todesursache. Schätzungsweise 12 Millionen Amerikaner leiden an Diabetes (Zuckerkrankheit). Diabetes tritt ein, wenn der Körper die Produktion des Bauchspeicheldrüsenhormons Insulin einstellt oder das produzierte Insulin nicht länger verarbeiten kann. Ohne Insulin sind die Zellen nicht in der Lage, den Hauptbrennstofflieferanten des Körpers, den Blutzucker (Glukose), umzusetzen. Es gibt zwei Arten von Diabetes: Typ 1, bei dem der Patient sich Insulin spritzen muß, und den Typ 2, bei dem der Diabetiker sein Übergewicht abbauen und eine besondere Ernährung einhalten muß. Der Typ 2 ist weitaus stärker verbreitet und für etwa 85 bis 90 Prozent aller Diabetes-Fälle verantwortlich. Der Diabetes ist eine ernste chronische Erkrankung, die eine ständige ärztliche Betreuung erfordert. Neben Herz-Kreislauf-Erkrankungen kann Diabetes ebenfalls Erblindung und schwere Nieren- und Nervenschäden herbeiführen.

*Früherer Herzinfarkt oder Angina pectoris.* Bei den meisten Menschen, die schon einmal einen Herzinfarkt oder eine Angina pectoris hatten, liegt eine deutliche Erkrankung der arteriellen Herzkranzgefäße vor – und somit ein wesentlich erhöhtes Risiko eines weiteren Herzinfarkts.

Zu den Risikofaktoren, die Sie beeinflußen können, gehören:

*Rauchen.* Das Herzinfarktrisiko eines Rauchers ist zweimal so groß wie das eines Nichtrauchers, und die Wahrscheinlichkeit, einen Herzinfarkt zu überleben, ist bei Rauchern gleichfalls geringer. Rauchen schädigt die Blutgefäße, erhöht die Haftfähigkeit der Blutplättchen und beschleunigt die Herausbildung einer Arteriosklerose. Das im Zigarrettenrauch enthaltene Nikotin erhöht den Blutdruck, und das Kohlenmonoxid verringert die vom Blut transportierte Sauerstoffmenge. Rauchen ist darüber hinaus der Hauptrisikofaktor für eine periphere Gefäßerkrankung, für die atheromatöse Verengung der Arterien, die das Blut in die Arme und Beine transportieren. Bei extrem starker Verengung (Raucherbein) bleibt nur die Amputation.

*Bluthochdruck.* Da die Arteriosklerose die Arterien verengt, muß das Herz stärker arbeiten, um das Blut hindurchzupumpen. Durch diese Mehrarbeit drückt das Blut stärker gegen die Gefäßwand und erhöht so den Blutdruck. Der Bluthochdruck (Hypertonie) wird oft als »stiller Killer« bezeichnet, da er jahrelang ohne Symptome einhergeht. Mit der Zeit jedoch wird das Herz chronisch überlastet und kann ernsthaft geschwächt werden. Die Hypertonie erhöht zudem das Risiko eines Schlaganfalls und eines Nierenversagens.
Der Blutdruck wird mit zwei Zahlenwerten angegeben. Der erste, der systolische Druck, mißt den Druck in den Arterien während des Herzschlags, wenn das Herz pumpt. Der zweite Wert, der diastolische Blutdruck, gibt den Restdruck zwischen den Schlägen des Herzens an, wenn das Herz ruht. In Fachbüchern wird für Erwachsene ein Standardwert von 120/80 angegeben, doch dieser Wert ist irreführend. Auch bei einem Wert von 140/90 ist der Blutdruck noch normal. Erst wenn die Werte darüber liegen, spricht man von einem hohen Blutdruck.
Die Ärzte sehen den Blutdruck als einen Bereichswert an, denn im Verlauf eines Tages kann er beträchtlich schwanken. Am Morgen ist er niedriger, am Nachmittag und am Abend

26

höher. Streß und einige Medikamente können ihn erhöhen, und mit steigendem Alter verlieren die Arterienwände an Flexibilität, was ebenfalls zu einem höheren Blutdruck führt. Wenn Sie bei einem Arztbesuch aufgeregt sind, könnte es sein, daß auch Ihr Blutdruck vorübergehend ansteigt (Weißkittel-Bluthochdruck).

*Hoher Cholesterinspiegel.* Das Cholesterin ist eine fettähnliche Substanz, die Bestandteil jeder Zelle des menschlichen Körpers ist. Es ist unentbehrlich für eine gesunde Zellmembran und andere lebenswichtige Funktionen. Leider haben viele Menschen zuviel Cholesterin im Blut. Cholesterin wird aus zwei Quellen bezogen: Zum einen wird es in der Leber hergestellt und zum anderen nehmen wir es mit bestimmten Nahrungsmitteln auf, vor allem mit Produkten, die reich an tierischen Fetten sind: Eier, rohes Fleisch, Vollmilch und Vollmilchprodukte. Die Leber produziert das gesamte Cholesterin, das der Körper benötigt. Das Cholesterin, welches zur Erkrankung der arteriellen Herzkranzgefäße führt, nehmen wir mit der Nahrung auf.

Der Cholesterinspiegel im Blut wird mit der Menge in Milligramm (mg) angegeben, die man in einer bestimmten Menge Blut (Deziliter, dl) vorfindet. Die Experten streiten sich noch darüber, welcher Wert ungefährlich ist. Bei Menschen mit einem Cholesterinwert von insgesamt 150 mg/dl oder darunter ist ein Herzinfarkt äußerst selten. Mit steigendem Cholesterinspiegel erhöht sich das Infarktrisiko und schnellt dann bei einem Wert über 200 mg/dl nach oben, weshalb die American Heart Association der Bevölkerung dringend rät, den Cholesterinspiegel unter 200 mg/dl zu halten. Leider liegt bei etwa der Hälfte der erwachsenen Amerikaner dieser Wert über 200. Männer über 45 und Frauen über 60 Jahre, das sind die Altersgruppen mit dem höchsten Infarktrisiko, haben mehr als ein Drittel einen Cholesterinspiegel über 240 mg/dl. Beim Cholesterintest wird meist der gesamte Cholesteringehalt gemessen. Doch bei Werten über 200 mg/dl wird möglicherweise zwischen LDL (engl.: Low-Density Lipoproteins, Lipoproteine niedriger Dichte) und HDL (engl.: High-Density Lipoproteins, Lipoproteine hoher Dichte) unterschieden. Die Lipoproteine sind besondere Moleküle, die Cholesterin im Blut transportieren. Die LDL-Moleküle transportieren ungefähr zwei Drittel des im Kreislauf befindlichen Cholesterins. Das LDL-Cholesterin wird eng mit dem Wachstum von atheromatösen Plaques in Verbindung gebracht. Je höher der LDL-Wert, desto größer das Risiko einer Erkrankung der arteriellen Herzkranzgefäße. Deshalb wird LDL auch als »schlechtes Cholesterin« bezeichnet. Der LDL-Wert sollte nicht höher als 130 mg/dl sein.

Demgegenüber ist das HDL »gut«. Es nimmt freies Cholesterin aus dem Blutkreislauf auf. Je höher der HDL-Wert, desto *geringer* ist das Risiko einer Erkrankung der arteriellen Herzkranzgefäße. Der Wert für das HDL sollte nie unter 40 mg/dl liegen.

*Übergewicht.* Selbst wenn kein weiterer Risikofaktor für eine Herzkranzgefäßerkrankung vorliegt, sind übergewichtige Menschen – der Mediziner versteht darunter Menschen, deren Körpergewicht den für ihre Größe und Statur empfohlenen Wert um mindestens 20 Prozent übersteigt – einem erhöhten Infarkt- und Schlaganfallrisiko ausgesetzt. Übergewicht steht in engem Zusammenhang mit Bluthochdruck, da das Herz mehr und schwerer arbeiten muß, um das Blut durch zusätzliches Gewebe zu pumpen. Übergewicht, erhöhte Cholesterinwerte und mangelnde körperliche Betätigung stehen in einem engen Zusammenhang.

Neuere Forschungen haben gezeigt, daß es von beinahe genauso großer Bedeutung ist, *an welchen Stellen* die Menschen ihr überschüssiges Gewicht haben, wie die Menge, die sie angesetzt haben. Ein fetter Bauch (»Apfelform« oder »Bierbauch«) ist gefährlicher als fette Hüften (»Birnenform« oder »Satteltaschen«).

*Ungenügende körperliche Betätigung.* Das Herz ist ein Muskel, und auf das Herz trifft das zu, was auch für alle anderen Muskeln gilt: Wer rastet, der rostet. Eine regelmäßige und maßvolle körperliche Betätigung hält das Herz fit. Eine sitzende Lebensweise ist gekoppelt mit anderen Risikofaktoren für den Herzinfarkt: Rauchen, Übergewicht und erhöhte Cholesterin- und Blutdruckwerte.

*Typ-A Verhalten.* »Typ-A« bezieht sich auf eine besondere Gruppe Menschen mit folgenden streßbedingten Charakterzügen: Ungeduld, Feindseligkeit und das ständige Gefühl, unter Zeitdruck zu stehen. Der Typ-A-Mensch geht nicht, er rennt. Er versucht ständig, in immer weniger Zeit immer mehr zu schaffen. Er unterbricht andere. Er schreit z. B. andere Autofahrer an. Er hat nicht die Zeit oder nicht die Geduld, sich viel mit seinen Mitmenschen abzugeben. Er haßt es, auf etwas warten zu müssen, und findet es unerträglich, sich irgendwo anzustellen oder im Stau zu stehen. Bitten Freunde oder die Familie ihn, langsamer zu machen und lockerer zu werden, lehnt er diesen Vorschlag als unmöglich oder lächerlich ab. Die *Framingham Heart Study*, die älteste und umfassendste Untersuchung zu Risikofaktoren für Herzerkrankungen, hat gezeigt, daß ein Typ-A-Verhalten bei Männern, die über 50 Jahre alt sind, das Risiko verdoppelt und bei Frauen sogar verdreifacht.

*Antibabypille.* Orale Kontrazeptiva erhöhen die Wahrscheinlichkeit der Bildung von Thromben (Thrombose). Demzufolge vergrößert die »Pille« das Risiko vieler Herz-Kreislauf–Erkrankungen: Herzinfarkt, Schlaganfall, Lungenembolie (Verstopfung einer Lungenarterie) und Thrombophlebitis (Thrombenbildung in den Hauptvenen, vor allem in den Beinen). Frauen über 35 Jahre, die zudem noch rauchen oder eine eigene bzw. Familienanamnese mit Herz-Kreislauf-Erkrankungen, Diabetes, Hypertonie oder erhöhten Cholesterinwerten haben, sind besonders gefährdet.

## Diese vertrackten Blutplättchen

Noch vor einhundert Jahren waren Infektionskrankheiten wie die Tuberkulose die Haupttodesursache. Herzinfarkte traten äußerst selten auf, zum Teil, weil nur wenige Menschen 60 Jahre alt wurden (60 Jahre ist das Alter, in dem heute der Myokardinfarkt vorwiegend auftritt), und zum Teil, weil die Risikofaktoren für den Herzinfarkt noch nicht so häufig auftraten: Die Menschen rauchten weniger, waren körperlich besser in Form, aßen nicht so fettreich, und die Wahrscheinlichkeit, übergewichtig oder ein Typ A zu sein, war auch nicht so hoch. In der Tat widmeten die Ärzte dem Herzinfarkt erst nach dem ersten Weltkrieg mehr Aufmerksamkeit. Gleichzeitig mit der Eindämmung der Infektionskrankheiten durch Antibiotika und Maßnahmen der öffentlichen Gesundheitsvorsorge begannen die Todesfälle durch Herzinfarkt zu steigen. 1940 war der Herzinfarkt in den USA bereits die Haupttodesursache, und Mitte der 50er Jahre, als Craven seine Aspirinstudien durchführte, gehörte er schon zu den modernen Geißeln der Menschheit.

Der Forscher Harvey J. Weiss von der Universität Columbia hatte noch nie von Craven gehört und trat doch ein Jahrzehnt nach dem Tod des kalifornischen Arztes, ohne es zu wissen, in dessen Fußstapfen, als er in dem angesehenen britischen Ärzteblatt *The Lancet* einen Artikel veröffentlichte. Seine Untersuchung gab die Antwort auf die siebzig Jahre alte Frage: Warum verlängert Aspirin das Bluten? Weiss zeigte, daß diese Substanz chemisch in den Gerinnungsprozeß eingreift.

Die Blutplättchen (Thrombozyten), von den ersten Anatomen so genannt, weil sie ihrer Meinung nach wie winzige Plättchen aussahen, sind scheibenförmige Zellen, etwa ein Drittel so groß wie die roten Blutkörperchen, die den Sauerstoff transportieren. Die Blutplättchen werden im Knochenmark gebildet und sind in unglaublicher Anzahl vorhanden – 200 000 bis 300 000 je Milliliter Blut – Milliarden im gesamten Blutkreislauf.

Weiss meinte, bei einer Verletzung der Blutgefäße würden sich Thrombozyten an der Wunde anlagern und die Substanz »Adenosindiphosphat« (ADP) ausscheiden, welche die Haftfähigkeit der Thrombozyten erhöht und dazu führt, daß die winzigen Zellen sich an der Wundstelle zusammenklumpen (Thrombozytenaggregation). Dadurch würden andere an der Wundheilung beteiligte Blutelemente angezogen, so daß sich schließlich ein Blutpfropf oder Thrombus bildet, der das beschädigte Blutgefäß wieder verschließt und ein weiteres Bluten verhindert.

Weiss entdeckte, daß Aspirin die Freisetzung von ADP durch die Blutplättchen beeinflußt, die Thrombozytenaggregation verlangsamt und das Bluten verlängert. Er und sein Mitautor Louis M. Aledort von der Albert Einstein School of Medicine, New York, vermuteten, daß Aspirin »gerinnungshemmende Eigenschaften besitzen könnte«. Andere Forscher bestätigten die Erkenntnisse von Weiss/Aledort und deuteten an, daß Aspirin helfen könnte, die beiden unheilvollsten, mit einer Thrombose verbundenen Erkrankungen zu verhindern – den Herzinfarkt und den ischämischen Schlaganfall. Dieser tritt auf, wenn ein Blutpfropf den Blutfluß zu einem Teil des Gehirns unterbricht. (Der andere Haupttyp, der hämorrhagische Schlaganfall, wird durch eine Blutung im Innern des Gehirns verursacht – lesen Sie dazu im Kapitel 2.)

Solche Spekulationen über den möglichen gerinnungshemmenden Wert des Aspirin stießen bei den Rheumatologen, die sich mit der Behandlung der Gelenkentzündung (Arthritis) befassen, auf reges Interesse. Bereits seit Jahren machten sie eine rätselhafte Beobachtung: Nur eine erstaunlich geringe Zahl von älteren, an rheumatoider Arthritis leidenden Patienten erlitt einen Herzinfarkt. Die rheumatoide Arthritis (RA) gehört zu den sehr ernsten Formen der schmerzhaften Gelenkerkrankung, und die Patienten nehmen zumeist hohe Dosen Aspirin zu sich – täglich 4000 bis 8000 mg (12 bis 15 normalstarke Tabletten). Konnte diese Einnahme von Aspirin das unerwartete Ausbleiben von Herzinfarkten erklären?

Um eine Antwort auf diese Frage zu finden, verglichen Forscher von der University of California im Jahre 1974 die Autopsieberichte von 62 älteren RA-Patienten mit denen von 62 ähnlichen Patienten (paarige Kontrolle), deren Vorgeschichte erkennen ließ, daß sie nicht regelmäßig Aspirin einnahmen. Die arteriellen Herzkranzgefäße beider Gruppen zeigten ähnliche Anzeichen einer Arteriosklerose. Wenn Aspirin einen Herzinfarkt verhindert hatte, dann sicherlich nicht dadurch, daß sich keine Plaques gebildet hatten. Doch in der RA-Gruppe traten nur ein Drittel der Herzinfarkte auf – 7 verglichen mit 21 in der Kontrollgruppe – eine sehr deutliche Differenz. Als einzigen Unterschied fanden die Forscher lediglich die regelmäßige Einnahme von Aspirin.

Darüber hinaus überprüften die Forscher die Auswirkungen von Aspirin auf den Schlaganfall. Wenn Aspirin in den Herzkranzgefäßen eine Thrombose verhinderte, dann müßte sie im Gehirn eine ähnliche Wirkung haben und das Risiko einer Blockade der Arterien und somit das Risiko des ischämischen Schlaganfalls verringern. Tatsächlich gab es in der RA-Gruppe auch weniger Schlaganfälle – 10 im Vergleich zu 14 in der Kontrollgruppe –, doch der Unterschied war statistisch gesehen nicht signifikant. Er könnte auch Zufall gewesen sein.

Auf der anderen Seite könnte man annehmen, daß die regelmäßige Einnahme von Aspirin das Risiko eines hämorrhagischen Schlaganfalls vergrößert, da sie die Blutungsdauer verlängert. Doch unter den RA-Patienten traten deutlich weniger hämorrhagische Schlaganfälle auf – nur zwei verglichen mit sieben in der Kontrollgruppe. Diese Ergebnisse waren sensationell. Aspirin schien also das Risiko eines Herzinfarktes und möglicherweise eines ischämischen Schlaganfalls zu verringern, ohne die Gefahr eines hämorrhagischen Schlaganfalls zu erhöhen.

Unter sich sprachen die Forscher sicherlich von einem *Wunder*, in ihrem Bericht blieben sie natürlich vorsichtiger. Ihre Studie war »retrospektiv«. Man war von bestimmten Fakten – Autopsieberichten – ausgegangen und hatte sich zeitlich in die

Vergangenheit orientiert, um zu sehen, ob Verhaltensunterschiede sichtbar wurden – eine regelmäßige Einnahme von Aspirin im Vergleich zu einer gelegentlichen Einnahme. »Ungeachtet der offensichtlichen Attraktivität der Aspirin-Hypothese«, schrieben sie im Fachblatt *Arthritis and Rheumatism*, »lassen die Daten nicht die Schlußfolgerung zu, daß Aspirin bei Patienten mit rheumatoider Arthritis einen Herzinfarkt verhindert hat. Dies kann nur anhand von kontrollierten Prospektivstudien festgestellt werden.«

Mit »kontrolliert« meinten sie die Anwendung der modernsten Methodik: eine randomisierte, plazebokontrollierte, Doppelblindstudie. »Prospektiv« bedeutet die Beobachtung einer großen Gruppe von Patienten über einen bestimmten Zeitraum, wie Craven es getan hatte.

- »Plazebo-kontrolliert« sagt aus, daß eine Hälfte der Patienten Aspirin erhält, während die andere Hälfte ein pharmakologisch unwirksames Scheinmedikament (Plazebo) verabreicht bekommt.
- »Randomisiert« heißt, daß die Testpersonen nach dem Zufallsprinzip entweder der Aspirin-Gruppe oder der Plazebo-Gruppe zugeordnet werden.
- »Doppelblind« bedeutet, daß weder die Patienten noch die Forscher wissen, wer was einnimmt. Dadurch wird verhindert, daß die Plazebo-Patienten heimlich Aspirin nehmen und so die Studie scheitern lassen oder daß die Voreingenommenheit der Forscher die Ergebnisse verfälscht.

Leider sind randomisierte, plazebokontrollierte, doppelblinde klinische Prospektivstudien äußerst kostenaufwendig. Um verwertbare Ergebnisse zu erhalten, muß man über mehrere Jahre eine große Zahl von Patienten beobachten. Je größer die Anzahl der Patienten und je länger der Beobachtungszeitraum, desto höher sind die Kosten. Die Forscher sind also oft zu einer Gratwanderung zwischen der wissenschaftlichen Aussagekraft einer Studie und ihrer finanziellen Durchführbarkeit gezwungen.

# Sieben schicksalhafte klinische Studien

Trotz der hohen Kosten umfangreicher, streng wissenschaftlich ausgerichteter klinischer Studien war die Aussicht, daß das preiswerte, bequeme und recht sichere Aspirin helfen könnte, sich gegen die häufigsten Todesursache in den USA durchzusetzen, eine Untersuchung wert. So wurden von 1971 bis 1983 die Ergebnisse von sieben klinischen Studien veröffentlicht.

Die erste, von finnischen Forschern durchgeführte Studie war ein Reinfall. Ein Jahr lang verabreichten sie 430 Patienten, die über 70 Jahre alt waren, eine tägliche Dosis von 1000 mg Aspirin (etwa drei Standardtabletten) bzw. ein Plazebo. Die Befunde ergaben keinerlei Unterschiede in der Zahl der Todesfälle oder Krankenhauseinweisungen wegen Herzinfarkts bzw. Schlaganfalls. Auf der anderen Seite erhöhte Aspirin aber nicht das Risiko eines hämorrhagischen Schlaganfalls. In ihrem Artikel im *Journal of the American Geriatrics Society* zeigten sich die Forscher eindeutig enttäuscht. Sie hatten große Anstrengungen unternommen, um eine vielversprechende Behandlung zu testen, und nichts erreicht. Heute vertreten Forscher die Auffassung, daß die Testpersonen einfach zu alt waren. Aspirin entfaltet seine prophylaktische Wunderwirkung gegen Herzinfarkt und Schlaganfall am besten bei Personen unter 70 Jahren. Als diese Studie jedoch 1971 veröffentlicht wurde, sprachen die Befunde stark gegen Aspirin. Der Punktestand in der klinischen Erforschung von Aspirin lag bei: null Studien pro, eine Studie eindeutig contra.

Die zweite Untersuchung erfolgte in Großbritannien und wurde 1974 von Peter C. Elwood, M. D., von der Medical Research Council Epidemiology Unit in Cardiff, Südwales, veröffentlicht. Hier wurde die Anwendung von Aspirin und das Risiko eines zweiten Herzinfarkts bei Männern überprüft. Ein Jahr lang verordneten die Forscher 1239 Männern, die bereits einen Herzinfarkt hatten, eine tägliche Dosis von 300 mg Aspirin (etwas weniger als eine Standardtablette) bzw. ein Plazebo. Nach sechs Monaten wies die Aspirin-Gruppe 12 Prozent weniger Todesfälle nach dem zweiten Herzinfarkt auf. Nach einem Jahr waren es sogar 25 Prozent weniger. Leider war dieser Rückgang statistisch nicht signifikant: Er hätte auch zufällig auftreten können. Im *British Medical Journal* mußte Elwood seine Ergebnisse als »unschlüssig« abtun. Damit lag der Punktestand bei: eine Studie nicht signifikant pro, eine eindeutig contra.

Der von Elwood beobachtete Rückgang der Todesfälle durch Herzinfarkt um 25 Prozent *klingt* signifikant. Warum war er es dann nicht? Der Grund war, daß sich die Sterbeziffer der Testpersonen nur wenig änderte. Wenn beispielsweise vier Prozent der Kontrollgruppe und drei Prozent der Aspirin-Gruppe starben, dann wäre das schon eine Reduzierung um 25 Prozent, die aber nur eine geringe absolute Veränderung darstellt. Und diese ist bei einer relativ kleinen Gruppe von 1239 Testpersonen statistisch gesehen eben nicht signifikant.

An diesem Punkt begannen die Experten, sich über Fehler bei den Untersuchungen Gedanken zu machen. In der Forschung sind schnell Fehler gemacht. Gelegentlich »finden« Studien etwas heraus, das sich später als falsch erweist. Das ist ein Fehler vom Typ I, der beispielsweise vor einigen Jahren in einer Untersuchung auftrat, die mäßigen Kaffeegenuß mit einem erhöhten Risiko für Bauchspeicheldrüsenkrebs verband. Nachfolgende Studien konnten dieses Ergebnis nicht bestätigen, und nach einer Weile wurde es als Typ-I-Fehler bewertet. Auf der anderen Seite gelingt es manchen Studien nicht, etwas zu finden, das wahr *ist*. Das ist dann ein Fehler vom Typ II, wie er in mehreren frühen Studien zur Anwendung des Vitamins C bei der Behandlungen von Erkältungen auftrat. Es stellte sich heraus, daß die Experimente zu geringe Dosen über einen zu kurzen Zeitraum einsetzten. Drei spätere, strenge Tests am Respiratory Viruses Research Laboratory an der Universität von Wisconsin in Madison mit einer höheren Dosis (2000 mg täglich) und über einen längeren Zeitraum wiesen die signifikante Wirkung des Vitamins bei der Vorbeugung und Behandlung von Erkältungen nach.

Die Kardiologen waren verstört. Der Wirkungsmechanismus des Aspirins – die Hemmung der Gerinnung – *mußte* doch eine Koronarthrombose verhindern. Die retrospektive Studie zur rheumatoiden Arthritis war vielversprechend – Aspirin sollte Wirkung zeigen. Warum nur war in den ersten beiden klinischen Test kein signifikanter Nutzen nachweisbar? Beide waren relativ groß, entsprechend lang und gut durchgeführt. Doch vielleicht wurde bei beiden ein Fehler vom Typ II begangen – sie hatten versagt, eine vorhandene Wirkung nachzuweisen.

In der gleichen Ausgabe des *British Medical Journal*, in der auch Elwoods Bericht zu finden war, bestätigte eine andere Studie den Verdacht auf einen Typ-II-Fehler. Es handelte sich nicht um einen klinischen Test, sondern mehr um eine Umfrage der Boston Collaborative Drug Surveillance Group, die Informationen von zwei Dutzend Krankenhäusern aus der ganzen Welt zusammenfaßte. Forscher befragten 776 männliche Krankenhauspatienten nach überstandenen Herzinfarkten, wie oft sie Aspirin eingenommen hatten, und stellten 13989 Männern, die demographisch die gleichen Merkmale aufwiesen, aber aus anderen Gründen stationär behandelt wurden, die gleiche Frage. Im Vergleich zu den Herzinfarktpatienten war die Wahrscheinlichkeit einer häufigen Einnahme von Aspirin doppelt so groß bei den Patienten, die noch nie einen Herzinfarkt erlitten hatten. Damit war es wahrscheinlicher, daß Aspirin zu ihrem Schutz beigetragen hatte. Unglücklicherweise sind Untersuchungen, die sich auf derartige Befragungen stützen, nicht sehr überzeugend, denn die Menschen erinnern sich oft nur ungenau, welche Medikamente sie eingenommen haben. Trotzdem schlußfolgerten die Forscher, daß ihre Ergebnisse »mit der Hypothese übereinstimmten, daß eine regelmäßige Einnahme von Aspirin einen gewissen Schutz gegen Herzinfarkt bietet«.

Das war also ein weiterer Bericht zugunsten von Aspirin. Alles sah *so gut* aus für Aspirin, alles – mit Ausnahme der Befunde der klinischen Studien. Bei einer erneuten Überprüfung der beiden enttäuschenden Untersuchungen konzentrierten die Wissenschaftler sich auf die Anzahl der Testpersonen – 1239 und 776. Scheinbar waren das wirklich genug, doch wenn nicht? Es könnte sein, daß die Befunde keine signifikante Wirkung aufzeigten, weil der wahre Wert des Aspirin dadurch verschleiert wurde, daß die Testgruppe zu klein war. Die Forscher entschieden: Was wir brauchen, ist ein *wirklich großangelegter Versuch*, auch wenn es ein Vermögen kosten sollte.

Endlich fand dieses Argument Gehör, und das amerikanische National Heart Lung and Blood Institute (NHLBI), eine Einrichtung der National Institutes of Health, stimmte zu. 1975 wurde die zur damaligen Zeit größte und ehrgeizigste klinische Studie, die Aspirin Myocardial Infarction Study (AMIS) in Angriff genommen. An dem drei Jahre dauernden und 17 Millionen Dollar teuren Experiment nahmen 4200 Männer und Frauen im Alter von 30 bis 69 Jahren teil, die bereits mindestens einen Herzinfarkt hatten. Zweimal täglich nahm die eine Hälfte ein Plazebo und die andere Hälfte 500 mg Aspirin (das entspricht 1,5 Standardtabletten). AMIS wurde mit großem Aufsehen gestartet. Ein Leitartikel im *Journal of the American Medical Association* forderte die Ärzte auf, ihre Karteien zu durchforsten und alle Patienten mit Herzinfarkt zur Teilnahme zu ermutigen. AMIS war so groß angelegt, daß jeder erwartete, es würde die Frage der Wirkung von Aspirin in bezug auf den Herzinfarkt endgültig beantworten.

1976, als AMIS anlief, wurde die dritte klinische Studie von der Coronary Drug Research Group an der Universität Maryland veröffentlicht. Von 1529 Männern mittleren Alters mit Herzinfarkt hatte die eine Hälfte wiederum täglich ein Plazebo und die andere Hälfte 324 mg Aspirin (eine Standardtablette) erhalten. Nach drei Jahren konnte man in der Aspirin-Gruppe 30 Prozent weniger tödliche Herzinfarkte nachweisen. So beeindruckend dieses Ergebnis auch schien, es war statistisch nicht signifikant. Zudem klagte die Aspirin-Gruppe zweimal so häufig über Magenschmerzen wie die Plazebo-Gruppe, was die Forscher zu der Warnung veranlaßte: »Die Verfügbarkeit von Aspirin als rezeptfreies Präparat und die allgemeine Auffassung, daß es ein geringes oder kein Risiko darstellt, machen die Berichte unserer Testpersonen über Magenschmerzen zu einem potentiell ernsten Problem, denn Aspirin ist in der Tat eine wirkungsvolle Substanz, die schwerwiegende Nebenwirkungen haben kann.« Nach dieser Studie lag der Punktestand bei zwei nicht signifikanten Studien pro und eine eindeutig contra.

1979 veröffentlichte Peter Elwoods britische Gruppe die Ergebnisse des vierten Aspirin-Tests, die wie bei ihrer vorangehenden Studie enttäuschten. Dieses Mal waren 1682 Krankenhauspatienten mit diagnostiziertem Herzinfarkt (darunter 248 Frauen) beteiligt. Bei der Entlassung erhielt eine Hälfte dreimal täglich ein Plazebo und die andere Hälfte im gleichen Rhythmus 300 mg Aspirin (etwas weniger als eine Standardtablette). Nach einem Jahr waren in der Aspirin-Gruppe 17 Prozent weniger Patienten an einem zweiten Herzinfarkt gestorben. Doch der Unterschied war statistisch nicht signifikant – eindeutig nicht. Elwood schrieb dazu in *The Lancet*: »Für eine akzeptable statistische Signifikanz hätte die Verringerung von Herzinfarkten in der Aspirin-Gruppe fast doppelt so groß sein müssen.« Der Punktestand für Aspirin war jetzt: drei Studien nicht signifikant pro und eine eindeutig contra.

Dann, am 15. Februar 1980, veröffentlichte das *Journal of the American Medical Association* die Befunde der mit vielen Vorschußlorbeeren bedachten AMIS-Studie – und vernichtete die Hoffnung der meisten Ärzte, daß Aspirin einen Herzinfarkt verhindern könnte. Verglichen mit der Plazebogruppe war die Sterbeziffer in der Aspirin-Gruppe leicht *erhöht*. Die Aspirin-Patienten erlitten zwar 30 Prozent weniger Herzinfarkte mit nicht tödlichem Ausgang, jedoch war auch hier wie bei allen früheren Studien der Unterschied statistisch nicht signifikant. Die beobachtete Verringerung hätte genauso ein Zufallstreffer sein können. Auch erlitten die Aspirin-Patienten weniger Schlaganfälle. Doch wieder war der Unterschied statistisch nicht signifikant. »AMIS ist die [bis dahin] größte Untersuchung zu Aspirin in der postinfarzierten Population«, schrieben die Forscher, »und ihren Ergebnissen muß ein größeres Gewicht beigemessen werden. Sie weisen deutlich darauf hin, daß eine regelmäßige Einnahme von Aspirin bei Patienten mit einer Infarktanamnese nicht die Dreijahresmortalität reduziert. Auf Grundlage der AMIS-Befunde ist Aspirin nicht für die routinemäßige Verabreichung an Patienten, die einen Herzinfarkt überlebt haben, zu empfehlen.«

Noch schlimmer war, daß sich bei zweimal so vielen Aspirin-Patienten Geschwüre und Magenentzündungen einstellten und dreimal so viele über Magenschmerzen und Übelkeit klagten. »In der angewendeten Dosis (1000 mg oder drei Standardtabletten täglich) kann Aspirin nicht als harmlos angesehen werden.«

Nach AMIS war der Punktestand: vier Studien nicht signifikant pro und eine eindeutig contra. Doch die AMIS-Studie sprach das Todesurteil über Aspirin als Mittel zur Prävention von Herzinfarkten. Trotz der ungeheuren Anzahl von Testpersonen und der aufgewendeten 17 Millionen Dollar hatte AMIS lediglich bewiesen, daß das von den Ärzten am meisten empfohlene Schmerzmittel eben nicht mehr war als – ein schmerzlinderndes Mittel.

Nach der Katastrophe mit AMIS fiel nur wenigen Ärzten die Veröffentlichung der von der deutsch-österreichischen Studiengruppe aus Frankfurt vorgenommenen sechsten Aspirin-Studie auf. Von 946 Patienten – 743 Männer und 203 Frauen – erhielt nach einem Herzinfarkt die eine Hälfte ein Plazebo und die andere Hälfte 1500 mg Aspirin (mehr als 4,5 Standardtabletten) bzw. ein anderes gerinnungshemmendes Mittel (Antikoagulans). Nach sieben Jahren waren bei den Aspirin-Patienten 42 Prozent weniger tödliche Herzinfarkte zu verzeichnen als bei der Plazebo-Gruppe und 46 Prozent weniger als bei den Patienten, die das andere Antikoagulans nahmen. Die Ergebnisse sind auf den ersten Blick zwar beeindruckend, jedoch wieder statistisch nicht signifikant. Betrachtet man allerdings nur die Männer, dann gab es unter den Aspirin-Patienten sogar 56 Prozent weniger tödliche Herzinfarkte – und dieser Unterschied war signifikant, wenn auch knapp. In der britischen Zeitschrift *Haemostasis* schlußfolgerten die europäischen Forscher, daß bei männlichen Überlebenden eines Herzinfarktes »mit einer täglichen Dosis von 1500 mg Aspirin ein geringes Risiko für einen Koronartod besteht, . . . [doch] Aspirin scheint bei Männern wirksamer zu sein als bei Frauen.« Der Punktestand, wenn sich überhaupt noch jemand dafür interessierte, lautete nun: fünf Studien (nur eine gerade noch signifikant und dann nur bei Männern) pro und eine eindeutig contra.

Schließlich brachte im Jahre 1980 die Persantine-Aspirin Reinfarction Study Research Group die Ergebnisse der siebenten Aspirin-Untersuchung ein. An ihr nahmen 2026 Männer und Frauen im Alter von 30 bis 74 Jahren teil, die nachweislich Herzinfarkte erlitten hatten. Dreimal täglich nahm die eine Hälfte ein Plazebo, während die andere Hälfte entweder 324 mg Aspirin (eine Tablette) bzw. Aspirin und zusätzlich 75 mg Persantin (Dipyridamol) erhielt, ein anderes gerinnungshemmendes Mittel, dessen Hersteller die 8,2 Millionen Dollarkosten der Studie übernahm. Nach einer dreijährigen Beobachtungszeit gab es im Vergleich zu den Plazebo-Patienten unter der Aspirin-Gruppe und der Aspirin + Persantin-

Gruppe ungefähr 20 Prozent weniger tödliche Herzinfarkte. Doch wieder war der Unterschied statistisch nicht signifikant.

Nach sieben methodisch einwandfreien klinischen Studien lag der Endstand bei sechs Studien pro (allerdings nur eine gerade noch signifikant und auch nur bei Männern) und eine eindeutig contra. Die Untersuchungen mit den statistisch nichtsignifikanten Unterschieden mußten außer acht gelassen werden. Also lautete das Endergebnis in Wirklichkeit: eine gerade so pro und eine eindeutig contra. In der Zwischenzeit hatte die großangelegte AMIS-Studie niemanden von Aspirin überzeugen können. Die Forscher waren sich einig: Wenn AMIS nicht beweisen konnte, daß Aspirin einen Herzinfarkt verhindert, dann wird es niemandem gelingen. Das war das Aus für Aspirin.

## Aspirin schlägt zurück

Drei Monate nach der Veröffentlichung der AMIS-Ergebnisse schrieb J. M. Ritter, Professor der Medizin an der John-Hopkins-Universität, eine leidenschaftliche Kritik zu den Methoden der Arzneimittelforschung, die in *The Lancet* erschien. Sein scheinbar ketzerischer Artikel »Plazebokontrollierte, doppelblinde klinische Studien hemmen den medizinischen Fortschritt« enthielt eine Würdigung großer Prüfkollektive, der randomisierten Zuordnung und des prospektiven, plazebokontrollierten, doppelblinden Versuchsaufbaus. Doch, so argumentierte er, wären die Arzneimittelforscher so in den Forderungen der Statistiker gefangen, daß sie sich eine ernsthafte pathologische Gesichtsfeldeinengung zugezogen hätten. Plazebokontrollierte Doppelblindstudien wären »alle gut und schön, solange sie funktionieren«, schrieb Ritter. »Doch es gibt noch eine grundlegendere Frage, die lautet: Sind sie auch vernünftig oder etwa nicht? . . . Als Ergebnis des Beharrens auf statistisch tadellosen Versuchsanordnungen erhalten wir möglicherweise höchst zuverlässige Antworten auf an sich völlig banale Fragen.« Danach kritisierte Ritter einige bekannte Studien der damaligen Zeit, einschließlich eines kanadischen Berichts aus dem Jahre 1978 über den Einsatz von Aspirin bei der Prävention von Schlaganfällen (siehe Kapitel 2). »Aspirin wurde nicht optimal eingesetzt«, wandte er ein, da man sich »zu sklavisch« an einen unnötig starren Versuchsaufbau klammerte. Deshalb »bleiben viele Fragen ohne Antwort«, darunter auch die Frage nach der Rolle von Aspirin bei der Verhinderung eines Herzinfarkts.

Ritters Anklage, daß tyrannische Statistiker klinische Versuche ruinierten, traf einen wunden Punkt. Ohne daß Ritter es wußte, waren viele dieser Statistiker bereits zu ähnlichen Schlußfolgerungen gelangt. Sie hatten selbst einen neuen, wagemutigen Weg beschritten, der auch einige von Ritters Einwänden klärte.

Mit ihrer mathematischen Neuerung traten die Statistiker im gleichen Monat, im Mai 1980, mit einem Leitartikel in *The Lancet* an die Öffentlichkeit, der über die Eröffnungssitzung der Society for Clinical Trials in Philadelphia berichtete. Ein Großteil dieser hochkarätigen Konferenz widmete sich der erneuten Analyse der AMIS-Ergebnisse und der fünf anderen glaubwürdigen Aspirin-Herzinfarkt-Studien. (Zu diesem Zeitpunkt hatte man das finnische Experiment mit den zu alten Testpersonen bereits ad acta gelegt.)

Für sich genommen schien jede einzelne Studie den Nutzen von Aspirin bei der Prävention von Herzinfarkten zu verneinen. *Insgesamt gesehen*, wenn man sie als Teile eines wahrhaft riesigen Versuchs betrachtete, ergaben sie ein ganz anderes Bild. Jetzt zeigte sich, daß Aspirin eindeutig zur Prävention von Herzinfarkten beiträgt. Die Statistiker nannten ihre neue Technik der Kombination von Studien »Meta-Analyse«. Dadurch vergrößerte sich die Anzahl der Testpersonen und kleine, scheinbar »nichtsignifikante« Unterschiede in einzelnen Experimenten konnten sich zu signifikanten Erkenntnissen summieren – wenn sie denn wirklich signifikant waren.

Die Meta-Analyse, darauf bestanden die Statistiker, bewies, daß im Wettbewerb um die Prävention von Herzinfarkten Aspirin als Sieger hervorging.

»Angesichts der durch die Aspirin-Herzinfarkt-Studien hervorgerufenen Konflikte«, so stand im Leitartikel von *The Lancet*, »war es überraschend [bei dieser Versammlung von Experten zu klinischen Versuchen], daß sich ein relativ eindeutiger Konsens herauskristallisierte. Man war einhellig der Meinung, Aspirin reduziert das Risiko des Todes [wegen Herzinfarkts . . . Die Anwendung der Meta-Analyse] ergab unter den Aspirin-Patienten [signifikant] weniger Todesfälle als erwartet . . . Insgesamt gesehen kam es zu 21 Prozent weniger Reinfarkten.«

Mit einem Schlag hatte die neue Society for Clinical Trials den Ruf von Aspirin als segensreiche Substanz für die Infarktprophylaxe wiederhergestellt. Was jetzt noch blieb, war die Bestimmung der optimalen Dosis und des Einnahmerhythmus. »Dosierungen von ungefähr 1000 mg pro Tag verursachen nicht zu vernachlässigende Nebenwirkungen im Magendarm-Bereich . . . Diese lassen sich möglicherweise durch gepuffertes oder sich erst im Darm auflösendes Aspirin reduzieren, die beide scheinbar die Belastung des Magens vermindern. [Doch mehrere Studien] deuten an, daß eine Behandlung mit nur 300 mg Aspirin im Abstand von jeweils zwei oder drei Tagen genauso wirksam sein kann wie eine tägliche Einnahme [höherer Dosen]. Es gilt noch viele Möglichkeiten zu erkunden. Doch wir wissen jetzt, Aspirin ist die Mühe wert.«

Wenn man bedenkt, daß AMIS nur wenige Monate zuvor zu der Schlußfolgerung gelangte, daß Aspirin zur Prävention von Herzinfarkten »nicht empfohlen wird«, dann ist dieser Bericht in *The Lancet* erstaunlich: »Die Arzneimittelfirmen«, führte der Bericht fort, »sollten Aspirin nunmehr in praktischen Abpackungen anbieten, etwa als Kalenderpackungen, damit der Patient seine tägliche Tablette nicht vergißt, wenn sie ihm in dieser Dosis verordnet wurde.«

Sterling Drug, der Hersteller von Bayer, beantragte bei der

zuständigen amerikanischen Behörde FDA (Food and Drug Assoziation) unverzüglich die Marktzulassung einer solchen Aspirin-Kalenderpackung, doch die Behörde wollte davon nichts wissen. Der FDA-Abteilung, die Sterlings Antrag ablehnte, kam die Meta-Analyse nicht geheuer vor. Diese Methode war zu neu, zu umstritten. Die von der Schwesterbehörde der FDA finanzierte AMIS-Studie hatte nachgewiesen, daß Aspirin bei Herzinfarkten unwirksam war. Damit war der Fall abgeschlossen.

Im Laufe der Zeit setzte sich die Meta-Analyse immer mehr durch. 1983 wendeten kanadische Forscher diese Methode bei der Neubewertung der sechs klinischen Versuche an und gelangten zu folgender Schlußfolgerung: »Eine Kombination der Daten weist bei mit Aspirin behandelten Patienten auf eine hochsignifikante Reduzierung der Reinfarktrate um 21 Prozent und der Mortalität um 16 Prozent.« Bei der Prävention von Herzinfarkten ist Aspirin »äußerst nützlich«.

## Aspirin verringert das Herzinfarktrisiko um 44 Prozent

1983 hatte man die Nachbeben der AMIS-Studie endgültig überwunden, als das renommierte *New England Journal of Medicine* die in Kansas City durchgeführte Veterans Administration Cooperative Study veröffentlichte. Die Forscher wandten einen strengen Studienaufbau an und beobachteten 1266 Männer mit einem Durchschnittsalter von 56 Jahren, die an instabiler Angina pectoris litten (das heißt, sie verspürten schon im Ruhezustand einen Schmerz in der Brust und waren damit sehr stark infarktgefährdet). Einmal täglich erhielt die eine Hälfte ein Plazebo, während die anderen 324 mg Aspirin (eine Standardtablette) einnahmen. Nach zwölf Wochen waren in der Aspirin-Gruppe 51 Prozent weniger tödliche Herzinfarkte und 51 Prozent weniger Herzinfarkte ohne tödlichen Ausgang aufgetreten. Beide Ergebnisse waren statistisch hochsignifikant. Zudem hatte die Aspirin-Gruppe nicht stärker an Nebenwirkungen gelitten als die Plazebo-Gruppe. Überraschenderweise hielt die Schutzwirkung des Aspirin noch lange nach Beendigung der Studie an. Noch nach einem Jahr erlitten die Patienten der Aspirin-Gruppe im Vergleich zu den Plazebo-Patienten 43 Prozent weniger tödliche Herzinfarkte. »Diese Studie«, resümierten die Forscher, »zeigt, daß eine Einzeldosis von 324 mg Aspirin einen großen Schutz vor dem Myokardinfarkt bietet ... Aufgrund seiner Wirksamkeit und Sicherheit empfehlen wir Aspirin als eine wertvolle Ergänzung bei der Therapie instabiler Angina pectoris bei Männern und möglicherweise auch bei Frauen.«

Die Veterans-Studie ließ das Pendel endgültig zugunsten von Aspirin ausschlagen. Das Präparat trug bei Patienten mit Herzerkrankungen eindeutig zur Verhinderung von Herzinfarkten bei. Doch wie steht es mit den Menschen ohne entsprechende Anamnese oder äußere Anzeichen eines krankhaften Herzens? Könnte Aspirin auch einem *ersten* Herzinfarkt vorbeugen?

Nun ist der Herzinfarkt in Amerika zwar die Haupttodesursache, doch unter gesunden Menschen tritt er gar nicht so häufig auf. Für eine aussagekräftige Überprüfung der Wirksamkeit von Aspirin bei der Prävention eines ersten Herzinfarkts würde man für eine randomisierte, plazebokontrollierte, doppelblinde Prospektivstudie eine unglaublich große Zahl von Testpersonen benötigen, die über viele Jahre beobachtet werden müßten. Das würde zu unwahrscheinlich hohen Kosten führen und damit scheitern. AMIS war zu teuer gewesen. Die amerikanische Bundesregierung wollte nicht noch einmal 17 Millionen Dollar aufwenden.

Zum Glück hatten zwei führende britische Epidemiologen (Experten für Infektionskrankheiten) einen eleganten Weg gefunden, riesige Studien kostengünstig durchzuführen. Der eine war Sir Richard Doll, der für seine Arbeiten in den 50er Jahren, die nachwiesen, daß Zigarrettenrauchen Lungenkrebs verursacht, geadelt wurde. Der andere war Richard Peto, ein Pionier der Meta-Analyse. Und ihre Idee? Man nehme sich Ärzte als Testpersonen und kontrolliere sie auf dem Postweg. Doll und Peto wußten, daß die britischen Ärzte von dem Aspirin-Herzinfarkt-Problem fasziniert waren. Ihr Interesse daran könnte sie doch dazu bewegen, sich selbst für Versuche zur Verfügung zu stellen, so jedenfalls dachten sie. Außerdem waren sie sich sicher, daß Ärzte mit ihrer Achtung vor der wissenschaftlichen Methodik die Anweisungen, ohne daß große Kontrollen notwendig sind, befolgen würden, was zu immensen Kosteneinsparungen führt. So begannen sie 1978 an jeden männlichen Arzt in Großbritannien einen Brief zu schicken. Sie baten die Ärzte an einem Experiment teilzunehmen, um die Wirkung von Aspirin bei der Verhinderung eines ersten Herzinfarkts (primäre Prävention) zu testen. Nach Aussonderung der Ärzte, die bereits regelmäßig Aspirin einnahmen und derjenigen mit Geschwüren oder früher erlittenen Schlaganfällen bzw. Herzinfarkten, nahmen sie 5139 Testpersonen in ihre sechs Jahre während British Doctors' Study auf. Zwei Drittel erhielten täglich 500 mg Aspirin, ein Drittel wurde gebeten, kein Aspirin oder andere Salizylate einzunehmen und bei Fieber oder Schmerzen auf Paracetamol auszuweichen.

Die Ironie der Sache war, daß Doll und Peto von Anfang an wußten, daß sie für signifikante Ergebnisse zuwenig Testpersonen hatten. Doch sie hofften, die Ausführbarkeit ihrer kostengünstigen Methode nachweisen zu können, so daß Forscher in den USA diese Idee ihrer Regierung schmackhaft machen könnten. Wenn amerikanische Ärzte an einer ähnlichen Studie teilnehmen würden und man die Ergebnisse beider Versuche mit Hilfe der Meta-Analyse kombinierte, ergäbe dies nach Auffassung von Doll und Peto signifikante Resultate.

Zufällig arbeitete damals der Epidemiologe Charles H. Hennekens von der Harvard-Universität ein Jahr bei Doll und Peto in England, als sie die British Doctors' Study ausarbeiteten. Bei seiner Rückkehr nach Massachusetts berichtete Hennekens den National Institutes of Health (NIH), daß er mit dem Modell von Doll und Peto eine um ein Vielfaches größere Studie als AMIS aufbauen könnte und dafür nicht einmal ein Viertel der Kosten, nämlich nur 4 Millionen Dollar, benötigte. Es dauerte einige Zeit, doch schließlich genehmigten die NIH die Mittel, und die Physicians' Health Study wurde in Angriff genommen.

Hennekens Team schrieb alle 261 248 männlichen Ärzte im Alter von 40 bis 84 in den USA an. Von den teilnahmebereiten Ärzten schlossen sie die aus, die bereits einen Herzinfarkt oder Schlaganfall hatten sowie die Ärzte, die wegen einer Arthritis Aspirin nahmen. Zu Beginn des auf sieben Jahre ausgelegten Projekts im Januar 1984 hatte die Physicians' Health Study 33 233 teilnehmende Ärzte erfaßt, von denen 22 071 die Studie beendeten. Jeden zweiten Tag nahm die eine Hälfte ein Plazebo und die andere Hälfte 325 mg Aspirin (eine Standardtablette). Beide Gruppen verwendeten eine Kalender-Tablettenpackung, wie sie vier Jahre zuvor von *The Lancet* empfohlen worden war.

In den folgenden Monaten begannen sich die Daten anzusammeln. Zweimal jährlich überprüfte Hennekens mit einem Ärzteteam der NIH alle Angaben auf eventuelle Unterschiede. Anfangs gab es – wie erwartet – keine. Alle Ärzte waren weitestgehend gesund, und da niemand vorher schon einen Herzinfarkt oder Schlaganfall hatte, gab es in den beiden Gruppen auch nur wenige derartige Fälle. Doch schon nach der Hälfte des Beobachtungszeitraumes wurden deutliche Abweichungen sichtbar. In der Kontrollgruppe waren 189 Herzinfarkte aufgetreten – in der Aspirin-Gruppe nur 104. Das war ein hochsignifikanter Unterschied von mehr als 40 Prozent. Der NIH-Lenkungsausssschuß entschied, die Studie sofort abzubrechen, da es mit der ärztlichen Ethik unvereinbar wäre, der Kontrollgruppe weiterhin Aspirin zu verweigern, wo sie doch damit ihr Herzinfarktrisiko deutlich verringern könnten.

Am 28. Januar 1988, fast auf den Tag genau 25 Jahre nach Cravens Vorschlag, Aspirin bei der Prävention von Herzinfarkten einzusetzen, veröffentlichte das *New England Journal of Medicine* die vorläufigen Ergebnisse der Physicians' Health Study: Aspirin verhindert einen ersten Herzinfarkt.

18 Monate später erschien in der gleichen Zeitschrift der Schlußbericht zur Studie. Der Lenkungsausschuß der NIH schrieb, daß die regelmäßige Einnahme von Aspirin »eine statistisch signifikante Reduzierung des Risikos eines Myokardinfarktes um 44 Prozent bewirkt. Unsere Studie ist der endgültige Nachweis für den Nutzen von Aspirin bei der Verringerung von primären Myokardinfarkten und macht damit die früheren Ergebnisse auch auf gesunde Menschen anwendbar. Seit der Veröffentlichung unseres vorläufigen Berichts haben 74 Prozent der Plazebo-Gruppe begonnen, Aspirin zu nehmen.«

Die Ergebnisse der British Doctors' Study wurden nur zwei Tage nach dem vorläufigen Bericht des *New England Journal* im *British Medical Journal* veröffentlicht. Doch die Aufregung um die amerikanische Studie führte dazu, daß man in den USA von dem britischen Experiment kaum Notiz nahm. Aspirin reduzierte in dieser Studie das Herzinfarktrisiko um 25 Prozent und die Zahl tödlicher Herzinfarkte um 10 Prozent. Doch wie erwartet waren diese Werte statistisch nicht signifikant. Als man die britischen Befunde aber mit den amerikanischen kombinierte, ergab sich eine Reduzierung des Infarktrisikos um etwa ein Drittel.

Man muß allerdings sagen, daß eine Schutzwirkung von Aspirin nur bei Testpersonen über 50 Jahre festgestellt wurde, obwohl Kardiologen heute Patienten mit eindeutigen Risikofaktoren empfehlen, früher damit zu beginnen. Zudem kam es in der Aspirin-Gruppe zu einer geringen, statistisch nichtsignifikanten, dennoch beunruhigenden Häufung von hämorrhagischen Schlaganfällen (siehe Kapitel 2).

Trotz dieser Schlaganfälle sagten die kombinierten Ergebnisse der beiden Ärztestudien aus, daß eine regelmäßige Einnahme von Aspirin bei der Prävention von Herzinfarkten genauso wichtig ist wie das Aufgeben des Rauchens, regelmä-

ßige körperliche Betätigung, Cholesterinsenkung, Streßbewältigung und Blutdruckkontrolle. Die Kardiologen nahmen
Aspirin bereitwillig an, und heute wird man kaum noch einen
Herzspezialisten finden, der das Medikament selbst nicht regelmäßig nimmt.
Andere Ärzte waren nicht so schnell. Eine Umfrage unter kanadischen Hausärzten erbrachte 1991, daß zwei Drittel bei Pa-

### Wie Aspirin wirkt

Ende der 60er Jahre führte die Entdeckung, daß Aspirin eine
Blutung durch Hemmung der Thrombozytenaggregation
(Aneinanderlagerung von Blutplättchen) verlängert, die Forscher später zur Anwendung von niedrigdosiertem Aspirin bei
der Prävention von Herzinfarkten. Doch im Laufe der folgenden 25 Jahre lernten die Wissenschaftler mehr darüber, wie
Aspirin auf die Thrombozytenaggregation wirkt. Die von den
Thrombozyten freigesetzte Substanz ADP, die man für den
Auslöser der Aggregation hielt, spielt in diesem Prozeß nur
eine untergeordnete Rolle. 1975 bestimmten schwedische Forscher die chemische Substanz, die hauptsächlich dafür verantwortlich ist: das Prostaglandin Thromboxan-$A_2$.
Das Thromboxan spielt eine Schlüsselrolle in dem komplexen
biochemischen Prozeß, der »Gerinnungskaskade« genannt
wird und entweder zur Bildung eines Blutgerinnsels auf der
Haut oder eines Thrombus in einem Blutgefäß führt. Wird
eine Arterie oder Vene verletzt, setzen die Zellen an der
Wundstelle eine wachsartige chemische Substanz mit Namen
»Arachidonsäure« frei, die zur Flexibilität der Blutgefäße beiträgt. Ein Enzym, die Zyklooxygenase, unterstützt die Um-
wandlung der Arachidonsäure in Thromboxan-$A_2$, das die
Thrombozytenaggregation auslöst. Das Aspirin wirkt dem
Prostaglandin entgegen. Es deaktiviert die Zyklooxygenase,
hemmt auf diese Weise die Bildung von Thromboxan und vermindert die Thrombozytenaggregation und Thrombose der
arteriellen Herzkranzgefäße.

tienten mit Herzerkrankungen niedrigdosiertes Aspirin empfohlen, doch daß weniger als 20 Prozent der Ärzte selbst Aspirin nahmen. Und auf einem Seminar der American Heart Association (AHA) zu Fragen der Kardiologie für Hausärzte, das Mitte 1992 in San Francisco stattfand, eröffnete die Kardiologin und Vorsitzende der AHA-Ortsgruppe San Francisco das Treffen mit der Bitte, alle anwesenden Ärzte, die regelmäßig Aspirin einnahmen, mögen sich melden. Nur wenige Hände gingen in die Höhe. Die Ärztin konnte es nicht fassen:

»Das kann doch nicht wahr sein!« rief sie aus. »Warum nehmen Sie kein Aspirin?«

### Aspirin erhöht die Überlebenschance während eines Herzinfarkts

Von den jährlich 1,5 Millionen Herzinfarkten in den USA tritt bei den 500000 Menschen, die ihn nicht überleben, der Tod größtenteils innerhalb der ersten zwei Stunden nach Einsetzen des Brustschmerzes ein. Vor etwa 25 Jahren begannen die Wissenschaftler, sich auf diese kritischen 120 Minuten zu konzentrieren. Wenn es gelänge, beim ersten Anzeichen eines Herzinfarktes die Thrombose der Herzkranzgefäße umgehend zu beseitigen, müßte der Herzinfarkt nicht mehr tödlich enden – und Zehntausende Menschenleben könnten gerettet werden. Der Schlüssel zur Lösung des Problems lag darin, ein Präparat zu entwickeln, das es vermochte, Thromben schnell aufzulösen (eine »Lyse« zu bewirken). In der ganzen Welt machten sich die Forscher auf die Suche nach »Thrombolytika«.

Doch erst in den 80er Jahren verzeichnete die Thrombolyse-Forschung größere Erfolge, die zur Entwicklung von bemerkenswert wirksamen thrombolytischen Medikamenten führten. Bei rechtzeitiger Verabreichung könnten sie den Tod verhindern und bei drei Viertel aller Fälle den Schaden am

Herzen gering halten. Als dieses Buch in Amerika in Druck ging, waren fünf Thrombolytika von der FDA (Food and Drug Assoziation) genehmigt: die Streptokinase (Kabikinase, Streptase), der Gewebeplasminogenaktivator (tPA, Activase), die Urokinase (Abbokinase), die Anistreptase (Eminase) und das Heparin (Liqaemin Sodium).

Bei den Thrombolytika gibt es zwei große Probleme – ihre Verfügbarkeit und ihre Kosten. Um ihre Wirkung entfalten zu können, müssen sie so schnell wie möglich nach Einsetzen des Brustschmerzes verabreicht werden. Leider sind Thrombolytika verschreibungspflichtige Präparate, die nur über medizinische Notfalleinrichtungen zu erhalten sind. Dazu muß der Patient zu einer Notfallaufnahme kommen – oder sie von einem medizinischen Helfer holen lassen, und das schnell, was nicht immer möglich ist. Bei etwa 60 Prozent der tödlichen Herzinfarkte ist das Opfer bei der Ankunft im Krankenhaus bereits nicht mehr am Leben. Zudem sind die Preise für Thrombolytika ziemlich hoch. Die beiden am häufigsten eingesetzten Präparate in Amerika sind Streptokinase und tPA. Das erstere kostet etwa 200 Dollar pro Dosis, das letztere 2000 Dollar. Das ideale Thrombolytikum dürfte nur Pfennige kosten und beim Einsetzen des Brustschmerzes in Reichweite liegen. Auf ein Medikament trifft beides zu – auf Aspirin. Doch auch hier – ähnlich der Wirksamkeit auf Herz und Gefäße – dauerte es eine Weile, bis man dies erkannte und anerkannte.

Die erste Untersuchung zu Aspirin als Thrombolytikum wurde gegen Ende der 70er Jahre von dem gleichen Peter Elwood durchgeführt, der auch schon zwei der ersten Aspirin-Herzinfarkt-Studien geleitet hatte. Er gewann britische Hausärzte dafür, ihren Patienten, die ihrer Meinung nach einen Herzinfarkt hatten, als Erstbehandlung entweder ein Plazebo oder 300 mg Aspirin zu verabreichen. Weder die Ärzte noch die Patienten wußten, wer das Plazebo erhielt. Es handelte sich also um eine streng wissenschaftliche Studie – randomisiert, prospektiv, doppelblind und plazebokontrolliert. Insgesamt wurden 1705 Herzinfarktpatienten (1279 Männer und 426 Frauen) für 29 Tage nach Erhalt der jeweiligen Dosis beobachtet. Die Sterbeziffern beider Gruppen waren fast identisch. »Diese Ergebnisse«, teilte Elwood 1979 im *Journal of the Royal College of General Practitioners* mit, »sind keine Ermutigung für den Einsatz von Aspirin bei der Frühbehandlung von Myokardinfarkten.«

Neun Jahre später, 1983, begründete *The Lancet* mit der Veröffentlichung der Second International Study of Infarct Survival, ISIS-2, den Ruf von Aspirin als unverzichtbares Thrombolytikum. Diese ehrgeizige dreijährige Studie beobachtete 17187 Patienten, die mit der Diagnose Herzinfarkt in 417 britische Krankenhäuser eingeliefert worden waren. Sie wurden randomisiert vier Gruppen zugeordnet – Plazebo, eine Stunde intravenöse Streptokinase, einen Monat niedrigdosiertes Aspirin (160 mg/Tag) sowie Streptokinase plus Aspirin – und dann über 15 Monate beobachtet. Im Vergleich zur Plazebo-Behandlung bewirkten die Streptokinase und das Aspirin jeweils für sich genommen eine signifikante Reduzierung der tödlichen Herzinfarkte um 25 bzw. 23 Prozent. Streptokinase und Aspirin zusammen unterstützten sich in ihrer Wirkung und verringerten die Zahl der Todesfälle um 42 Prozent. Einige Patienten wurden erst 24 Stunden nach Einsetzen des Brustschmerzes behandelt, doch selbst in dieser Patientengruppe konnte die getrennte und kombinierte Behandlung mit Streptokinase und Aspirin viele Leben retten – 21 Prozent weniger Todesfälle bei Streptokinase, 21 weniger bei Aspirin und 38 Prozent weniger bei dem kombinierten Einsatz beider Medikamente. Die Verabreichung von Aspirin führte im Beobachtungszeitraum darüber hinaus zu einer signifikanten Verringerung der Schlaganfälle und nachfolgender Herzinfarkte.

Die Forscher von ISIS-2 kamen zu der Schlußfolgerung, daß sich Ärzte, die Streptokinase einsetzten, auf die Kombination dieser Substanz mit Aspirin umstellen sollten. Für die Öffentlichkeit befürworteten sie dringend die Einnahme von Aspirin als Erste-Hilfe-Maßnahme bei verdächtigem Brust-schmerz. Im Gegensatz zu Streptokinase und anderen Thrombolytika erfordert Aspirin keine besonders sorgfältige Überwachung und es könnte durchaus angebracht sein, so früh wie möglich damit zu beginnen, vorausgesetzt, es bestehen keine eindeutigen Kontraindikationen. Die Nebenwirkungen von niedrigdosiertem Aspirin sind anscheinend zu vernachlässigen, und die Kosten für entsprechende Präparate sind gering. Aspirin könnte nicht nur in den Industrieländern umfassend eingesetzt werden, sondern auch in Ländern mit nur begrenzten medizinischen Möglichkeiten. Wenn man einer Million neuer [Herzinfarkt-]Patienten jedes Jahr einen Monat lang niedrigdosiertes Aspirin verabreicht, könnte man Zehntausende Todesfälle, Reinfarkte und Schlaganfälle entweder verhindern oder beträchtlich hinauszögern. Dieser Nutzen könnte noch verdoppelt werden, wenn man die niedrige Aspirindosis für wenigstens ein paar Jahre beibehält.

Andere Studien haben gezeigt, daß eine Aspirinbehandlung zugleich die thrombolytische Wirkung von tPA verstärkt. Und eine Meta-Analyse, die die Ergebnisse verschiedener thrombolytischer Tests kombinierte, zeigte 1991 im *Journal of Clinical Epidemiology*, daß sich die mit Hilfe von Streptokinase und tPA erreichte Reduzierung der Sterbeziffer durch die zusätzliche Einnahme von Aspirin noch fast verdoppelte.

Leider haben die meisten thrombolytischen Studien diese Substanzen nur beim Einsatz im Krankenhaus untersucht. Sie haben sich nicht mit Erste-Hilfe-Maßnahmen bei Verdacht auf Herzinfarkt beschäftigt, was noch wesentlich wichtiger wäre, wenn man an den hohen Prozentsatz der Patienten denkt, die noch vor dem Eintreffen im Krankenhaus versterben. Kürzlich beklagten zwei Ärzte der US-amerikanischen Armee diesen Umstand in einem Schreiben an *The Lancet*:

»Aspirin ... konkurriert mit den [anderen] thrombolytischen Substanzen. Nachweislich wirkt [es] innerhalb von fünf Minuten gegen die Aggregation von Thrombozyten. Wir schlagen einen frühestmöglichen Einsatz von Aspirin bei [infarktverdächtigem] Brustschmerz vor. Die [unverzügliche] Anwendung von Aspirin durch den Betroffenen in den Minuten bis Stunden vor [dem Eintreffen] ärztlicher Hilfe bietet die Möglichkeit, die Ausbildung von Thromben zu verhindern, den Infarkt hinauszuzögern, die Zahl der plötzlichen Todesfälle vor dem Eintreffen im Krankenhaus zu verringern und die Genesungschancen der Patienten, die ins Krankenhaus eingeliefert werden, weiter zu verbessern. Das Risiko einer [derartigen] einmaligen Einnahme von Aspirin scheint sehr gering zu sein.«

Bei Verdacht auf Herzinfarkt empfehlen die Ärzte die Einnahme des einfachen Aspirins, das nicht mit einem erst im Darm löslichen Überzug versehen ist. Diese magensaftresistente Schicht verhindert zwar, daß es zu Magenbeschwerden kommt, verzögert aber auch die Aufnahme (Resorption) des Wirkstoffs durch den Blutkreislauf. Als einfache Tablette erreicht das Aspirin innerhalb von 30 Minuten seine höchste Konzentration im Blutspiegel. Die magensaftresistenten Darreichungsformen benötigen dafür etwa 60 Minuten. Der Hauptfaktor für die Auflösung der Thrombozyten beim Herzinfarkt ist die Geschwindigkeit, so daß es in der übergroßen Mehrheit der Fälle unklug wäre, die Resorption hinauszuzögern. Eine noch schnellere Aufnahme des Wirkstoffs erreicht man, wenn man die Tablette zerdrückt und mit Wasser vermischt einnimmt.

## Aspirin, Herzinfarkt und Frauen

Der Herzinfarkt ist zwar die häufigste Todesursache bei den amerikanischen Frauen, doch erst seit kurzem wird ihnen in der Erforschung von Herzerkrankungen die nötige Aufmerksamkeit gewidmet. In den meisten Studien waren die Frauen entweder ausgeschlossen oder nur in symbolischer Anzahl mit berücksichtigt. Diese Nachlässigkeit wird jetzt korrigiert, da die Forscher sich der großen Zahl tödlich verlaufender Erkrankungen der arteriellen Herzkranzgefäße bei Frauen bewußt werden:

- Seit 1950 hat die Häufigkeit der Herzinfarkte bei Männern abgenommen, bei Frauen ist sie jedoch angestiegen (vor allem, weil so viele Frauen mit dem Rauchen begonnen haben).
- Von den jährlich 500 000 tödlich verlaufenden Herzinfarkten treten 48 Prozent – etwa 240 000 – bei Frauen auf.
- Es sterben mehr Frauen an Herzinfarkt als an *allen Krebserkrankungen zusammengenommen*.
- Im Gegensatz zu den Männern erleiden nur wenige Frauen vor dem 50. Lebensjahr einen Herzinfarkt. Offensichtlich schützt sie das weibliche Sexualhormon Östrogen. Mit dem Absinken des Östrogenspiegels nach der Menopause schnellt das Infarktrisiko bei Frauen in die Höhe.
- Mehr als die Hälfte der erwachsenen Frauen haben einen Cholesterinspiegel über 200 mg/dl. Bei Frauen setzen erhöhte Cholesterinwerte oft schon im Alter von 13 Jahren ein.
- Ungefähr 10 Prozent der Frauen über 45 leiden an einer Herz-Kreislauf-Erkrankung.
- Etwa 50 Prozent der Frauen über 55 Jahre haben einen erhöhten Blutdruck. Bei den Frauen über 65 liegt dieser Anteil bei 67 Prozent.
- Ärzte neigen dazu, den Brustschmerz bei Männern ernster zu nehmen als bei Frauen.
- Schließlich tendieren die Ärzte dazu, den Herzinfarkt bei Männern offensiver zu behandeln als bei Frauen. Es werden prozentual mehr Männer zur Bypass-Operation (Überbrückung der verengten Herzkranzgefäße) vorgesehen als Frauen. Die abwartende Haltung der Ärzte gegenüber Frauen nach einem Herzinfarkt ist möglicherweise ein Grund dafür, daß in dem einen auf den Herzinfarkt folgenden Jahr nur 31 Prozent der Männer, aber 39 Prozent der Frauen sterben.

Lediglich in jeder zweiten der frühen Studien zur Wirkung von Aspirin bei Herzinfarkt wurden Frauen berücksichtigt. Entsprechend der deutsch-österreichischen Studie verringerte Aspirin das Infarktrisiko darüber hinaus nur bei Männern, nicht aber bei Frauen. Die Wissenschaftler spekulierten, daß, selbst wenn Aspirin bei Männern von Nutzen wäre, es aufgrund der Unterschiede in den Konzentrationen der Sexualhormone beider Geschlechter bei Frauen nicht helfen würde. Bei den Männern sind die Testosterone in der Überzahl, bei den Frauen die Östrogene mit ihren komplizierten Wirkungen auf das weibliche Herz-Kreislauf-System. Im allgemeinen schützen sie bis zur Menopause vor Herzinfarkten, doch die zusätzlichen Östrogene in den Antibabypillen tragen dazu bei, die Blutgerinnung und Thrombose vor allem bei weiblichen Rauchern zu erhöhen. Die Testosterone fördern andererseits die gerinnungshemmende Wirkung von Aspirin. Schlußfolgerung: Aspirin kann nur denen helfen, bei denen die Testosterone vorherrschen, mit anderen Worten den Männern und nicht den Frauen.

Joann E. Manson von der Harvard-Universität war jedoch anderer Meinung und untersuchte die Auswirkung von Aspirin auf das Infarktrisiko bei Frauen. Dabei machte sie sich die Nurses' Health Study zunutze, eine sechsjährige (1980–1986) beobachtende Prospektivstudie, in der die Lebensgewohnheiten und das Gesundheitsverhalten – einschließlich die Einnahme von Aspirin – von 87 678 Krankenschwestern in den USA im Alter von 34 bis 65 Jahren verfolgt wurden. Zu Beginn des Projektes hatte keine Frau eine Krebserkrankung, einen Schlaganfall oder Herzinfarkt. Im Vergleich zu den Schwestern, die kein Aspirin nutzten, gab es bei denen, die eine bis sechs Tabletten wöchentlich einnahmen, signifikant weniger erste Herzinfarkte – insgesamt 25 Prozent und bei den Frauen über 50 Jahre 32 Prozent weniger Infarkte. Eine Dosis von mehr als sechs Tabletten wöchentlich verringerte das Risiko nicht weiter. Ein Leitartikel zum Manson-Bericht von 1991 im *Journal of the American Medical Association* nannte die Er-

gebnisse »faszinierend«, beeilte sich jedoch einzuwenden, daß auf Umfragen basierende Studien nicht den gleichen wissenschaftlichen Wert haben wie strenge klinische Tests. Der nächste logische Schritt wäre, so das Blatt, eine Version der Physicians' Health Study nur für Frauen.
Diese Studie wurde dann auch noch 1991 mit 17 Millionen

## Das »Sodbrennen« könnte in Wirklichkeit ein Herzinfarkt sein

Schätzungsweise 10 bis 20 Prozent der USA-Bevölkerung – etwa 25 bis 50 Millionen Menschen – leiden immer wieder an dem brennenden Aufstoßen und dem Rückfluß der bitteren Magensäure, das als »Sodbrennen« bezeichnet wird. Dieses brennende Gefühl in der Brust wird durch eine Fehlfunktion der »Klappe« am Mageneingang verursacht. Sie bleibt nicht geschlossen, und ätzende Magensäure spritzt in die Speiseröhre, die die Nahrung vom Rachenraum in den Magen transportiert. Daraufhin fängt die Speiseröhre (Ösophagus) an zu brennen. Neben diesem brennenden Gefühl können aber auch Beschwerden auftreten, die viele Menschen immer als Sodbrennen abtun und die möglicherweise einen so starken Brustschmerz verursachen, daß man manchmal schon an einen Herzinfarkt denkt. Tatsache ist, *manchmal ist es genau das*.
Bei einem Herzinfarkt müssen die Menschen nicht immer unbedingt plötzlich an ihre Brust greifen und umfallen. In vielen Fällen halten Herzinfarktpatienten die Schmerzen in der Brust eben nur für »Sodbrennen«. Doch dieses »Sodbrennen« könnte ein Herzinfarkt sein, wenn zusätzlich zu dem Brustschmerz noch eines der folgenden Symptome auftritt:

- ein bis unter den Kiefer oder auch bis zu einer Schulter oder einem Arm (meistens der linke) ausstrahlender Schmerz
- ungewöhnliches Schwitzen
- Übelkeit
- Kurzatmigkeit
- Schwindelgefühl.

Wenn Sie oder einer Ihrer Bekannten für mehr als 10 Minuten Sodbrennen und eines dieser anderen Symptome verspüren:

- Rufen Sie die Telefonnummer 112 an. Sofort! Menschen mit »Sodbrennen«-Herzinfarkten wollen es oft nicht wahrhaben, daß ihr Brustschmerz eine ernste Angelegenheit sein könnte. Lassen Sie sich von deren »Nein« nicht abhalten. Wenn Sie sich geirrt haben, werden Sie beide später darüber lachen können. Wenn Sie recht hatten, könnten Sie ein Leben gerettet haben.
- Sagen Sie am Telefon: »Verdacht auf Herzinfarkt.« Geben Sie Ihren Aufenthaltsort an, und schildern Sie kurz die Symptome.
- Fragen Sie, ob es ratsam ist, dem Patienten sofort Aspirin zu geben. Dessen gerinnungshemmende Wirkung vergrößert die Überlebenschance. Und sollte der Brustschmerz wirklich nur Sodbrennen sein, besteht kaum die Gefahr von Nebenwirkungen. Beim Herzinfarkt haben die Patienten oft Schwierigkeiten zu schlucken. Bewerten Sie die Situation mit Hilfe des Gesprächspartners am Telefon.
- Warten Sie auf Hinweise. Hängen Sie das Telefon erst auf, wenn es Ihr Gesprächspartner getan hat. Sie könnten angewiesen werden, auf einen Krankenwagen zu warten oder den Betroffenen zu einer Notfallaufnahme zu bringen.

Bis zur Ankunft des Krankenwagens oder auf dem Weg zur Notfallstation machen Sie es dem Betroffenen so bequem wie möglich. Lockern Sie enge Kragen und beengende Kleidung. Bei Übelkeit soll die Person sich hinlegen. Geben Sie ihr jedoch nichts zu essen oder zu trinken, mit Ausnahme von dem kleinen Schluck Wasser bei der Einnahme von Aspirin, wenn Ihnen dies am Telefon so geraten wurde. Es kann zwar zum Erstickungsanfall kommen, doch bei den meisten Menschen wiegt der Nutzen des Aspirins das Risiko eines solchen Anfalls auf. Sprechen Sie mit der Person, versichern Sie ihm oder ihr, daß mit der schnellen medizinischen Hilfe die Überlebenschancen sehr gut sind, wenn es denn überhaupt ein Herzinfarkt ist. Diese Beruhigung ist lebenswichtig. Bei einem Herzinfarkt geraten die Betroffenen oft in Panik, was das schon geschädigte Herz noch zusätzlich belastet.

Nachdem Sie dann in großer Eile zu einer Notaufnahme gefahren sind, wird Ihnen vielleicht mitgeteilt, daß der Herzinfarkt doch nur Sodbrennen war. Das darf Ihnen nicht peinlich sein. Viele Ärzte sind bei einem eigenen, besonders starken Sodbrennen überzeugt, daß *sie selbst* einen Herzinfarkt haben. Vorsicht ist die Mutter der Weisheit, besonders wenn bei dem Betroffenen bereits Risikofaktoren bestehen: Rauchen, Übergewicht, Diabetes, Bluthochdruck, hohe Cholesterinwerte, geringe körperliche Betätigung, Typ-A-Verhalten und/oder eine eigene oder Familienanamnese mit einer Herzerkrankung.

Dollar gestartet. An der Women's Health Study nahmen ungefähr 40000 Krankenschwestern über 50 Jahre ohne frühere Krebs- oder Herz-Kreislauf-Erkrankungen teil. Mit Hilfe dieser randomisierten, doppelblinden und plazebokontrollierten Prospektivstudie wollten die Forscher nicht nur den Einsatz von Aspirin bei der Prävention von Herzinfarkten und Schlaganfällen untersuchen, sondern auch die zusätzliche Gabe von Vitamin E und β-Karotin (einer Form des Vitamins A) für die Krebsprophylaxe. Es war geplant, die Probanden von 1992 bis 1997 zu beobachten und die Ergebnisse müßten dann innerhalb der darauffolgenden zwei Jahre veröffentlicht werden. In der Zwischenzeit bleibt die Frage, ob Aspirin das Infarktrisiko bei Frauen zu reduzieren vermag, offen. Bis jetzt scheint jedoch alles darauf hinzuweisen.

### Aspirin hilft bei der Bekämpfung der Angina pectoris

Der heftige Brustschmerz bei der Angina pectoris (den die Mediziner auch als myokardiale Ischämie bezeichnen, was wörtlich heißt: verminderte Durchblutung der Herzwand) ist ein Symptom für ein unterversorgtes Herz. Wenn atheromatöse Plaques die Durchblutung der Koronararterien erschweren, bekommt das Herz nicht ausreichend Nährstoffe und Sauerstoff. Das Ergebnis ist der Brustschmerz. Bei einer stabilen Angina pectoris tritt dieser Schmerz nur bei körperlicher Belastung auf. Verschlimmert sich der Zustand (instabile Angina pectoris), tritt der Schmerz auch im Ruhezustand auf. Die sechs Millionen Angina-pectoris-Patienten in den USA sind am stärksten herzinfarktgefährdet.

Seit Anfang der 80er Jahre haben die Forscher nachgewiesen, daß bei der instabilen Angina pectoris die Koronararterien nicht nur durch atheromatöse Plaques, sondern auch durch Thromben verengt werden, die nur nicht groß genug sind, um einen Herzinfarkt auszulösen. Schon bald versuchten die Wissenschaftler eine Behandlung mit Aspirin.

Der erste große Erfolg stellte sich mit der bereits erwähnten Veterans Administration Cooperative Study von 1983 ein. Die 1266 männlichen Testpersonen mit instabiler Angina pectoris nahmen täglich eine Dosis Plazebo oder 324 mg Aspirin (eine Standardtablette) ein. Nach zwölf Wochen verzeichnete man in der Aspirin-Gruppe 51 Prozent weniger tödliche und auch 51 Prozent weniger nichttödliche Herzinfarkte.

Diese Befunde sind wiederholt bestätigt worden. 1985 randomisierten kanadische Forscher 555 Männer und Frauen, die wegen instabiler Angina pectoris stationär behandelt wurden, in vier Gruppen: Plazebo, Aspirin (325 mg, eine Standardtablette), eine andere gerinnungshemmende Substanz und beide Substanzen. Über einen Zeitraum von zwei Jahren nahmen die Patienten täglich viermal die verordnete Dosis. Im Vergleich zur Plazebo-Gruppe traten bei den Aspirin-Patienten 51 Prozent weniger Herzinfarkte auf – ein äußerst signifikantes Ergebnis. (Die andere gerinnungshemmende Substanz zeigte keinen Nutzen.) Die Patienten der Aspirin-Gruppe gaben Nebenwirkungen im gastrointestinalen (Magen-Darm-)Bereich geringfügig häufiger an als die Plazebo-Gruppe. »Patienten beiderlei Geschlechts, die wegen einer instabilen Angina pectoris stationär behandelt werden, nutznießen wahrscheinlich von ... Aspirin«, schlußfolgerten die

Forscher im *New England Journal of Medicine.* »Wir schätzen, daß in den USA jedes Jahr vielleicht 500 000 Menschen mit einer instabilen Angina pectoris in die kardiologischen Abteilungen der Krankenhäuser eingeliefert werden. Aspirin würde für einen beträchtlichen Teil der Bevölkerung von großem Nutzen sein.«

Der jüngste Test, eine schwedische Studie aus dem Jahre 1991 mit 796 an instabiler Angina pectoris leidenden Männern, zeigte sogar bei einer geringeren Dosis – nur 75 mg Aspirin pro Tag (etwa ein Viertel einer Standardtablette) – eine signifikante Wirkung. Nach einem Jahr waren in der Aspirin-Gruppe 48 Prozent weniger Herzinfarkte aufgetreten, und es zeigte sich eine wesentliche Verringerung der Angina-pectoris-Symptome. Bei einer derart niedrigen Dosis klagten weniger als 4 Prozent der Aspirin-Patienten über gastrointestinale Nebenwirkungen. »Mit Aspirin ergab sich eine beeindruckende Verringerung der Anzahl von MI [Myokardinfarkt], Angina pectoris und der Todesfälle; Nebenwirkungen waren selten«, schrieben die Wissenschaftler im Journal of the American College of Cardiology. »In dieser Dosierung ist Aspirin äußerst preiswert und die Behandlung sehr kosteneffektiv. Die niedrigdosierte Aspirinbehandlung sollte so bald wie möglich einsetzen und für mindestens drei Monate nach einer instabilen Angina pectoris beibehalten werden, vorausgesetzt, es liegen keine grundsätzlichen Kontraindikationen vor. Eine fortgesetzte Behandlung über einen längeren Zeitraum sollte in Erwägung gezogen werden.«

Wie steht es aber bei einer minderschweren stabilen Angina pectoris? 1991 stellten die Forscher der Harvard Universität unter Verwendung von Daten aus der Physicians' Health Study einen signifikanten Nutzen fest. An dieser markanten Aspirin-Herzinfarkt-Studie nahmen auch 333 Männer mit stabiler Angina pectoris teil, die keinen Herzinfarkt oder Schlaganfall gehabt hatten. Im Vergleich zur Plazebo-Gruppe erlitten die Studienteilnehmer mit stabiler Angina pectoris, die regelmäßig Aspirin einnahmen, 30 Prozent weniger Herzinfarkte. »Für Patienten mit chronischer stabiler Angina pectoris besteht ein hohes Risiko, an einer Herz-Kreislauf-Erkrankung zu sterben.«, schrieben die Forscher in den *Annals of Internal Medicine*. »Eine Aspiringabe im Zwei-Tage-Rhythmus verringert wesentlich das Risiko eines ersten Myokardinfarkts.«

## Aspirin verbessert die Ergebnisse einer Bypass-Operation

Eine Standardbehandlung bei schwerer Angina pectoris oder Herzinfarkt ist der Koronararterien-Bypass (CAB), auch »kardiale Revaskularisation« genannt. Der American Heart Association zufolge werden in den USA jedes Jahr 368 000 Bypass-Operationen durchgeführt, wobei etwa drei Viertel an Männern über 45 Jahren erfolgen. In Deutschland werden jedes Jahr etwa 40 000 Bypass-Operationen durchgeführt. Bei der Bypass-Operation wird einem anderen Teil des Körpers ein Abschnitt eines Blutgefäßes entnommen (meistens einem Bein oder der Brust) und mit dessen Hilfe eine Umleitung um den blockierten Abschnitt der Koronararterie gelegt. Obwohl der Bypass manchmal das Leben rettet, ist er oft nur von vorübergehendem Nutzen, da mit der Zeit das verpflanzte Blutgefäß dazu neigt, sich genauso zu verengen wie das von ihm ersetzte. Dadurch erhöht sich das Infarktrisiko wieder, und eine weitere kostenaufwendige Bypass-Operation wird notwendig.

In einem Bericht in der Zeitschrift *Circulation* bewerteten australische Chirurgen 1991 eine sofort nach der Operation einsetzende Behandlung von Bypass-Patienten mit Aspirin. Die Ärzte gingen ein Risiko ein, ihren Patienten Aspirin zu verabreichen, da es die Blutung verlängert und Blutungen bei *jeder* Operation eine potentiell schwere Komplikation darstellen. Glücklicherweise erhöhte die Aspirin-Behandlung den postoperativen Blutverlust nur unwesentlich – und erwies sich als sehr nützlich. Ein Jahr nach der Operation überprüften die

Forscher mit Hilfe spezieller Röntgenaufnahmen das Ausmaß der Verengung der verpflanzten Blutgefäße. Im Vergleich zur Plazebo-Gruppe war die Blockierung des Bypass bei der Aspirin-Gruppe nur halb so stark. Diese Befunde müssen zwar noch bestätigt werden, doch könnte die nach einer Bypass-Operation einsetzende Aspirin-Behandlung durchaus das Infarktrisiko verringern, die Lebensfähigkeit des verpflanzten Blutgefäßes erhöhen und somit die Notwendigkeit einer erneuten Bypass-Operation verringern.

## Aspirin verbessert die Ergebnisse bei der Angioplastie

Eine neuere, nicht so teure Behandlung bei schweren Erkrankungen der Koronararterien, die nur einen minimalen chirurgischen Eingriff erfordert, ist die Perkutane Transluminale Coronare Angioplastie (PTCA), die häufig einfach nur Ballon-Dilatation oder Angioplastie genannt wird. Der Arzt führt eine dünne Röhre (Katheter) in eine Arm- oder Beinarterie ein und lenkt sie unter Röntgendurchleuchtung bis zur verschlossenen Koronararterie. Dann wird ein zweiter Katheter mit einer Ballonspitze in den ersten eingefädelt. Erreicht der Ballon den Verschlußbereich, wird er aufgeblasen, drückt so die Plaques zusammen und vergrößert die Arterie. Damit kann wieder mehr Blut zum Herzen fließen. Leider kommt es bei 25 Prozent der Fälle, meistens innerhalb der folgenden sechs Monate, zu einem Wiederverschluß (Rezidivverschluß) der dilatierten Arterie. Dann kann man es nochmals mit der Ballon-Dilatation versuchen oder man legt einen Bypass.
Seit der Einführung der Ballon-Dilatation im Jahre 1977 sind verschiedene gerinnungshemmende Substanzen, einschließlich Aspirin, angewendet worden, um einen Rezidivverschluß zu verhindern – leider mit wenig Erfolg. Doch 1988 wies eine kanadische Studie nach, daß eine Kombination von Aspirin (330 mg, etwa eine Standardtablette, dreimal täglich) und Dipyridamol (Persantine), eine weitere gerinnungshemmende

Substanz, zwar keinen Rezidivverschluß verhindern konnte, jedoch die Anzahl der Herzinfarkte in den 14 Stunden nach dem Eingriff signifikant verringerte. »Patienten, bei denen eine Ballon-Dilatation erfolgt, sollten 24 Stunden vorher bis mindestens 48 Stunden danach zur Verringerung der Häufigkeit eines [angioplastiebedingten] Myokardinfarktes ein gerinnungshemmendes Mittel einnehmen«, lautete die Schlußfolgerung der Wissenschaftler im *New England Journal of Medicine*.

Im Jahre 1991 zeigten australische Forscher, daß niedrigdosiertes Aspirin tatsächlich dazu beiträgt, die Zahl der Rezidivverschlüsse nach einer Ballon-Dilatation zu verringern. Sie teilten 212 Dilatations-Patienten in eine Plazebo- und eine Aspirin-Gruppe auf (Dosis: 110 mg täglich, etwa ein Drittel einer Standardtablette) und beobachteten sie sechs Monate lang. Bei 38 Prozent der Plazebo-Gruppe kam es zu einem Rezidivverschluß, in der Aspirin-Gruppe waren es nur 25 Prozent – kein großer, aber dennoch ein signifikanter Unterschied. Die Aspirin-Behandlung nach der Dilatation, so schrieben die Forscher im *American Journal of Cardiology*, »wirkt sich in geringem Maße günstig« auf die Verhinderung von Rezidivverschlüssen aus.

## Nicht Aspirin allein

Welche Wunder Aspirin auch bei der Verringerung des Risikos von Herzinfarkt und Angina pectoris zu vollbringen vermag, eine regelmäßige niedrige Aspirindosis ist *kein Ersatz* für eine Vermeidung der Infarkt-Risikofaktoren.

*Hören Sie auf zu rauchen!*
Dafür ist es nie zu spät. Das Infarktrisiko nimmt sofort ab. Fünf Jahre nachdem Sie mit dem Rauchen aufgehört haben, ist Ihr Risiko bereits um etwa 40 Prozent gesunken. Zehn Jahre nach der letzten Zigarette ist das Risiko beinahe so, als

ob Sie nie geraucht hätten. Bitten Sie Ihren Arzt um Unterstützung beim Abgewöhnen des Rauchens.

*Kontrollieren Sie Ihren Blutdruck!*
Jede Verringerung des diastolischen Blutdrucks (die zweite Zahl der Blutdruckwerte) um 6 Werte vermindert Ihr Herzinfarktrisiko um etwa 10 Prozent und das Schlaganfallrisiko um 40 Prozent. Obwohl die Neigung zum Bluthochdruck vererbt sein kann (vor allem bei Afroamerikanern), läßt sich ein mäßig erhöhter Blutdruck oft durch Gewichtsabnahme, regelmäßige maßvolle körperliche Betätigung, salzarme (natriumarme) Ernährung und Streßbewältigung senken. Wenn es erforderlich ist, sind auch verschiedene medikamentöse Behandlungen nach ärztlicher Verordnung möglich.

*Verringern Sie Ihre Cholesterinwerte!*
Eine Verringerung der Gesamt-Cholesterinwerte um ein Prozent reduziert Ihr Infarktrisiko um zwei Prozent. Am besten läßt sich das durch eine fettarme Ernährung erreichen. Der typische Amerikaner deckt 40 Prozent seines Kalorienbedarfs durch Fett. Zur Verringerung der Cholesterinwerte sollten weniger als 30 Prozent der Kalorien durch Fett gedeckt werden, und je niedriger der Fettanteil in Ihrer Nahrung ist, desto besser. Fettarme Ernährung bedeutet ein Mehr an Fasern – das betrifft die gesamte Breite der Vollkornprodukte, Bohnen und frisches Obst und Gemüse. Studien haben gezeigt, daß auch eine knoblauchreiche Ernährung die Cholesterinwerte senkt. Neben der fettarmen Nahrung trägt eine regelmäßige sportliche Betätigung zur Erhöhung der HDL-Werte bei.
Eine weitere Möglichkeit, den Cholesterienspiegel zu senken, besteht in der Einnahme von Niazin, das als Vitamin $B_3$ oder als Nikotinsäure bekannt ist. (Die Nikotinsäure ähnelt von der Struktur her teilweise dem im Zigarettenrauch enthaltenen Nikotin, jedoch ohne dessen schädigende Wirkung.) Bei Dosen von 1200 bis 2000 mg täglich senkt Niazin nachweislich den Cholesterinspiegel um 22 Prozent. In Dosen, die stark ge-

nug sind, die Cholesterinwerte zu beeinflussen, hat Niazin jedoch eine unangenehme Nebenwirkung, das »Niazin-Flush« – ein brennendes, juckendes, kribbelndes Gefühl im Gesicht, am Hals, an den Armen und im oberen Brustbereich bei gleichzeitiger Rötung der betroffenen Stellen. Diese Rötung tritt auf, da das Vitamin als Vasodilatator (gefäßerweiterndes Mittel) wirkt und die Blutgefäße der Haut weitet. Das zusätzliche Blut nahe der Hautoberfläche verursacht die Rötung und die anderen unangenehmen Empfindungen. Der Niazin-Flush ist nicht gefährlich, kann den Patienten jedoch erschrekken und belasten. Zum Glück haben Forscher an der Medical University von South Carolina scheinbar einen Weg gefunden, die Rötung und das Hitzegefühl (aber nicht das Jucken und Kribbeln) des Niazin-Flushs zu vermindern: Dreißig Minuten vor der Verabreichung von Niazin nimmt man eine Aspirintablette normaler Stärke. Man sollte Niazin (oder erst Aspirin und dann Niazin) jedoch nur in Absprache mit seinem Arzt zur Reduzierung des Cholesterinspiegels einnehmen.

*Verringern Sie Ihr Übergewicht!*
Fallen Sie jedoch nicht auf die neueste Modediät herein. Abmagerungskuren helfen überhaupt nicht. Verringern Sie Ihr Übergewicht schrittweise – nicht mehr als ein Pfund in der Woche – durch eine Kombination von regelmäßiger, maßvoller körperlicher Betätigung und einer fettarmen, cholesterinarmen, ballaststoffreichen Ernährung.

*Spaß an regelmäßiger körperlicher Betätigung!*
Der Schweiß muß nicht in Strömen fließen, nur damit Sport guttut. Studien haben ergeben, daß Erwachsene, die seit Jahren keinen Sport mehr getrieben haben, schon durch einen zügigen Spaziergang von drei Kilometern dreimal pro Woche sich deutlich vor einen Herzinfarkt schützen können. Drei Kilometer klingt vielleicht etwas viel, doch ist das oft nicht mehr als ein paarmal die Geschäftsstraße auf und ab. Fast jeder hat die Möglichkeit, entweder zügig zu laufen, Fahrrad zu fahren,

zu schwimmen, zu tanzen oder im Garten zu arbeiten – alles Tätigkeiten, die das Herz-Kreislauf-System stärken. Falls bei Ihnen jedoch einer der aufgeführten Risikofaktoren besteht, sollten Sie vor dem Sporttreiben Ihren Arzt zu Rate ziehen.

*Schalten Sie um von Typ A auf Typ B!*
Der erste Schritt besteht für Sie darin, ihre Streßbelastung zu bestimmen. Es gibt bei den Krankenkassen und in verschiedenen Broschüren (siehe Literaturverzeichnis) dazu Fragebögen. Die Beantwortung der Fragekomplexe benötigt nicht viel Zeit. Danach erkennen Sie auf einen Blick, wo Ihre Streßprobleme liegen, wie und wann Sie auf Streß reagieren. Jetzt beginnen Sie mit streßabbauenden Aktivitäten, die Ihnen Freude bereiten wie: Yoga, Meditation, Sport, Gartenarbeit, mit der Familie etwas unternehmen, Musik, Hobbys, Unterhaltung mit Freunden, freiwillige Arbeit für die Gemeinschaft und/oder die Beschäftigung mit einem Tier.
Viele Vorsorgeprogramme für Herzinfarkte beinhalten auch Elemente, die speziell darauf ausgerichtet sind, geplagten Typ-A-Menschen zu helfen, sich zu dem sanfteren, weniger hektischen Typ B zu entwickeln. Dabei hilft unter anderem: mehr Zeit mit Freunden und der Familie verbringen; den anderen stets ausreden lassen; nein sagen bei Geschäften oder gesellschaftlichen Anlässen, die man in fünf Jahren wahrscheinlich vergessen haben wird; Hobbys und andere Interessen außerhalb der Arbeitssphäre aufbauen und zusehen können, wenn jemand mit einer Aufgabe kämpft, die Sie schneller und besser erledigen könnten – und *nicht* eingreifen, um die Arbeitsaufgabe selbst zu erledigen.

*Andere Kontrazeptionsmittel als die Pille in Betracht ziehen!*
Wenn bei Ihnen Risikofaktoren für einen Herzinfarkt bestehen, sollten Sie mit Ihrem Arzt über eine andere Methode der Empfängnisverhütung sprechen und anwenden.

## KAPITEL ZWEI

# Die prophylaktische Wirkung von Aspirin bei Schlaganfall und Altersschwäche

Ende 1991 übernahmen die Aspirin-Forscher ein neues Konzept für die Prävention von Schlaganfällen: Weniger, viel weniger Aspirin hilft auch!

Zwei fast gleichzeitig veröffentlichte Studien wiesen nach, daß bereits *ein Zehntel einer Standard-Aspirintablette* am Tag den gleichen Schutz bot wie die viel höhere, seit Ende der 80er Jahre als Norm für die Prophylaxe bei Schlaganfällen angesehene Dosis. Die eine Studie, ein dreijähriger schwedischer Test, der in *The Lancet* erschien, zeigte, daß im Vergleich zu einer Plazebo-Gruppe die Patienten mit einer täglichen Dosis von nur 75 mg Aspirin (ein Viertel der Standardtablette) 18 Prozent weniger Schlaganfälle erlitten. Diese Reduzierung ist fast identisch mit dem Ergebnis, das man mit höheren Dosen erzielt hatte. Die andere Studie, ein dreijähriger holländischer Versuch, den man im *New England Journal of Medicine* veröffentlichte, fand heraus, daß die minimale Dosis von täglich 30 mg Aspirin genauso wirksam Schlaganfall verhindert wie eine neunmal höhere Dosis. Die Frage, so schrieben die Forscher, wäre nicht länger, *wieviel* Aspirin notwendig ist, sondern *wie wenig* Aspirin gebraucht wird, um jedes Jahr Zehntausende Schlaganfälle zu vermeiden.

### Schlaganfall

Vor über einhundert Jahren bemerkten die Ärzte folgendes beunruhigendes Verhalten. Einige Menschen klagten unvermittelt über schwere Kopfschmerzen, als ob man ihnen mit einem Knüppel auf den Kopf geschlagen hätte, brachen kurz danach entweder tot zusammen oder überlebten mit schweren Behinderungen. Das Leiden trat plötzlich auf, »auf einen Schlag«, so daß man diese Erscheinung treffend als Schlaganfall bezeichnete.

Wie der Herzinfarkt ist auch der Schlaganfall eine Herz-Kreislauf-Erkrankung, doch befinden sich hier die betroffenen Arterien im Gehirn. Der Schlaganfall ist in den USA die dritthäufigste Todesursache (nach der Herzerkrankung und dem Krebs). Jedes Jahr erleiden ungefähr 500 000 Amerikaner einen Schlaganfall, und für 150 000 endet der Schlaganfall tödlich. Von den heute lebenden Amerikanern hatten etwa drei Millionen bereits einen Schlaganfall. Einige genesen wieder völlig, doch bei vielen bleiben dauerhafte Schäden zurück. In den letzten Jahren ist die Anzahl der Todesfälle nach einem Schlaganfall wie auch beim Herzinfarkt wesentlich zurückgegangen – seit 1979 um mehr als 30 Prozent. Dies wird auf die verbesserte Behandlung des Bluthochdrucks, der ein Hauptrisikofaktor beim Schlaganfall darstellt, zurückgeführt. Trotzdem gehört der Schlaganfall zu den führenden krankheitsbedingten Todesursachen.

Ein Schlaganfall tritt auf, wenn eine Arterie im Kopf sich entweder verschließt oder platzt und damit keinen Sauerstoff und keine Nährstoffe mehr zu dem entsprechenden Teil des Gehirns transportieren kann. Ohne Nährstoffversorgung sterben die Nervenzellen im betroffenen Gebiet schon nach wenigen Minuten ab. Gleichzeitig sind auch die Körperteile, deren Steuerung von diesen Zellen aus erfolgt, davon betroffen. Das führt zu solchen anfallbedingten Behinderungen wie Lähmung, Seh- und Sprachstörungen oder der Unfähigkeit, die eigene Familie zu erkennen.

Es gibt vier Haupttypen des Schlaganfalls, von denen zwei durch eine unterbrochene Durchblutung (Ischämie) und zwei Typen durch geplatzte und blutende Blutgefäße (Hämorrhagie) verursacht werden. Zur ersten Kategorie gehören die *Hirnthrombose* und die *Hirnembolie*, die beide als *ischämi*-

*scher Schlaganfall* bezeichnet werden und die für etwa 80 Prozent der Schlaganfälle verantwortlich sind. Zur zweiten Kategorie zählen die *Hirnblutung* und die *subarachnoidale Blutung*, die *hämorrhagischen Schlaganfälle.* Diese sind zwar seltener, enden dafür allerdings eher tödlich.

Die Hirnthrombose ist der bei weitem häufigere Auslöser für einen Schlaganfall und verursacht etwa 65 Prozent der »zerebrovaskulären« Erkrankungen, wie die Mediziner es nennen. (»Cerebrum« bedeutet »Gehirn«, und »vasculum« »Gefäß«.) Die Hirnthrombose, auch ischämischer Gehirnschlag genannt, ist das Resultat der Arteriosklerose, der gleichen Verengung der Arterien, die auch zum Herzinfarkt führt. Sie tritt vielfach nachts oder früh am Morgen auf, wenn der Blutdruck naturgemäß niedrig ist und sich somit die Gefahr des Verschlusses einer Arterie durch innere Blutpfropfen (Thromben) erhöht. Genauso wie viele Herzinfarkte von einer Angina pectoris angekündigt werden, so gehen 10 Prozent der thrombotischen Schlaganfälle kleine Schlaganfälle voraus, die man als Transitorische Ischämische Attacken (TIA) bezeichnet. Eine TIA tritt auf, wenn ein Thrombus vorübergehend eine Gehirnarterie verstopft und kurzzeitig den Blutstrom deutlich verringert, also eine Ischämie hervorruft. Die Symptome der TIA – Taubheitsgefühl, Schwäche, Schwindel, Ungeschicklichkeit und/oder Verlust der Sprache oder des Sehvermögens, vor allem auf einem Auge – treten plötzlich auf und dauern für gewöhnlich nicht länger als fünf Minuten an (obwohl manche bis zu 24 Stunden anhalten). Die TIA ist der deutlichste Risikofaktor für eine Hirnthrombose. Sie steigert das Risiko auf das Zehnfache. Etwa ein Drittel der Patienten mit TIA erleiden innerhalb der folgenden fünf Jahre einen Schlaganfall. Die Hälfte der Schlaganfälle nach TIA erfolgt innerhalb von einem Jahr, 20 Prozent innerhalb des folgenden Monats. Die TIA verdoppelt auch das Herzinfarktrisiko.

Die Hirnembolie, ungefähr 17 Prozent der Schlaganfälle, wird ausgelöst, wenn sich ein Embolus (ein mit dem Blutstrom verschleppter Fremdkörper) in einer Gehirnarterie festsetzt und den Blutstrom unterbricht. Die meisten Embolien im Gehirn sind Thromben, die sich im Herz gebildet haben, wenn die beiden kleineren Kammern, der rechte und linke Vorhof, flimmern anstatt normal zu schlagen (Kammerflimmern). Dadurch wird nicht alles Blut wieder aus dem Herzen herausgepumpt, sondern verbleibt in den Vorhöfen, wo es schließlich zu einem Thrombus gerinnt, der nach dem Verlassen des Herzens als Embolus bezeichnet wird. Schätzungsweise zwei Millionen Amerikaner leiden an Vorhofflimmern, und etwa 15 Prozent der Schlaganfälle betreffen Menschen mit dieser Herzfehlfunktion. Das durch Vorhofflimmern bedingte Risiko eines Schlaganfalls erhöht sich drastisch mit zunehmendem Alter. Bei 50 Jahren stehen nur zwei Prozent der Schlaganfälle mit Vorhofflimmern in Zusammenhang. Im Alter von 80 Jahren sind es schon 24 Prozent.

Ungefähr 10 Prozent der Schlaganfälle werden durch eine Hirnblutung verursacht, die durch eine geplatzte Arterie im Gehirn ausgelöst wird und einen Teil des Organs mit Blut überflutet. Die Ursache ist für gewöhnlich ein Aneurysma, das heißt eine schwache Stelle an einem Blutgefäß, etwa einer abgefahrenen Stelle an einem Autoreifen vergleichbar. Genauso wie eine solche Stelle am Reifen in Kombination mit einem erhöhten Reifendruck den Reifen zum Platzen bringen kann, so führt die Kombination von Hirnaneurysma und Bluthochdruck unter Umständen zu einer Hirnblutung.

Etwa 8 Prozent der Schlaganfälle gehen auf eine subarachnoidale Blutung zurück. Dabei platzt ein Blutgefäß an der Hirnoberfläche, und das Blut ergießt sich in den Bereich zwischen Gehirn und Schädel (dem Subarachnoidalraum).

Bei beiden Arten von hämorrhagischem Schlaganfall ist der Hirnschaden vom Ausmaß der Blutung abhängig. Bei etwa der Hälfte der Fälle erhöht die starke Blutung den Druck auf das Gehirn so stark, daß der Tod eintritt. Demgegenüber sterben nur etwa 25 Prozent der Patienten, die einen ischämischen Schlaganfall erleiden.

Im Vergleich zum ischämischen Schlaganfall geht es jedoch

den Überlebenden eines hämorrhagischen Schlaganfalls im allgemeinen besser. Der ischämische Schlaganfall zerstört einen Teil des Gehirns, so daß die Genesung problematisch ist. Beim hämorrhagischen Schlaganfall ist es weniger wahrscheinlich, daß der Teil des Gehirns in Nähe der geplatzten Ader abstirbt. Läßt der durch die Blutung hervorgerufene Druck auf das Gehirn wieder nach, kann es in den meisten Fällen zumindest teilweise die Funktion wiederaufnehmen.

Wie bei der Herzerkrankung bestehen auch beim Schlaganfall verschiedene Risikofaktoren, die beeinflußbar bzw. nicht beeinflußbar sind.

Zu den nichtbeeinflußbaren Faktoren zählen:

*Vererbung.* Der Schlaganfall ist wie die Herzerkrankung oft familiär bedingt. Je enger die Blutsverwandtschaft, desto höher das Risiko.

*Alter.* Der Schlaganfall kann in jedem Alter auftreten, obwohl er unter 30 Jahren selten ist. Mehr als 70 Prozent der Schlaganfälle treffen die Amerikaner, wenn sie über 65 Jahre alt sind.

*Geschlecht.* Bei Männern sind Schlaganfälle wahrscheinlicher als bei Frauen. In der Altersgruppe über 65 Jahre erleiden Männer neun Prozent mehr Schlaganfälle als Frauen. Unter 65 Jahre tritt der Schlaganfall bei Männern um 48 Prozent häufiger auf.

*Rasse.* Im Vergleich zur weißen Bevölkerungsgruppe der USA sind bei den Afroamerikanern Schlaganfälle um 50 Prozent wahrscheinlicher, und bei ihnen besteht auch ein wesentlich größeres Risiko schlaganfallbedingter Invalidität. Die meisten Mediziner sehen einen Zusammenhang zwischen dem erhöhten Risiko und dem außergewöhnlich häufigen Auftreten von Bluthochdruck in dieser Bevölkerungsgruppe.

*Diabetes.* Der Diabetes erhöht das Risiko für alle Herz-Kreislauf-Erkrankungen. Am meisten gefährdet sind Diabetiker mit einem erhöhten Blutdruck. Diabetes erhöht das Schlaganfallrisiko bei Frauen stärker als bei Männern.

*Früherer Schlaganfall.* Bei denjenigen, die bereits einmal einen Schlaganfall hatten, besteht ein mehrfach größeres Risiko, wieder einen Schlaganfall zu erleiden. Dabei sind Männer stärker gefährdet als Frauen.

*Karotisgeräusch.* Gelegentlich stellt der Arzt mit dem Stethoskop ein anomales Geräusch in einer Arterie fest. Ein Karotisgeräusch ist ein anomales Geräusch in der Halsschlagader (Karotis), die das Gehirn mit Blut versorgt. Ein Karotisgeräusch läßt auf eine signifikante Arteriosklerose schließen und damit auf ein erhöhtes Schlaganfallrisiko.

Beeinflußbare Risikofaktoren sind unter anderem:

*Bluthochdruck (Hypertonie).* Die Hypertonie ist der wichtigste Risikofaktor für den Schlaganfall. Je höher der Blutdruck, desto größer das Risiko. Weitere Informationen zu diesem Thema finden Sie im Kapitel 1, in welchem der Zusammenhang zwischen Bluthochdruck und Herzerkrankungen dargestellt wird.

*Rauchen.* Lesen Sie die entsprechenden Hinweise und Ausführungen im Kapitel 1.

*Erhöhte Cholesterinwerte.* Lesen Sie die entsprechenden Hinweise im Kapitel 1.

*Herzerkrankungen.* Unabhängig von den anderen Risikofaktoren besteht bei Menschen mit Herzerkrankungen ein doppelt so hohes Schlaganfallrisiko.

*Transitorische ischämische Attacken (TIA).* Obwohl nur etwa 10 Prozent der Schlaganfälle durch diese kleinen Anfälle angekündigt werden, ist eine TIA ein deutliches Signal für eine starke Gefährdung.

Es gibt eine Reihe zusätzlicher, schwer erklärbarer Risikofaktoren, die ebenfalls einen Schlaganfall begünstigen:

*Geographische Lage.* Aus noch unerklärlichen Gründen ist der Südosten der USA am stärksten von Schlaganfällen betroffen: Alabama, Arkansas, Georgia, Kentucky, Louisiana, Mississippi, North und South Carolina, Tennessee und Virginia. Diese Staaten haben zwar einen hohen Anteil an Afroamerikanern, die stärker gefährdet sind, doch gibt es auch in vielen Staaten des Nordostens und des Mittleren Westens große afroamerikanische Bevölkerungsanteile, und dort spielt der Schlaganfall nicht diese Rolle.

*Wetter.* Tödliche Schlaganfälle treten häufiger bei sehr heißem oder sehr kaltem Wetter auf.

*Sozialer Status.* Der Schlaganfall tritt häufiger als der Herzinfarkt in sozial schwächeren Bevölkerungsgruppen auf.

In den letzten Jahren sind große Fortschritte bei der Rehabilitation nach einem Schlaganfall gemacht worden. Studien haben gezeigt, daß der Erfolg am größten ist, wenn die Rehabilitation so schnell wie möglich einsetzt, selbst bei sehr schweren Schlaganfällen. Trotzdem bleibt der Schlaganfall eine der Hauptursachen für lebenslange Invalidität.
Zum Glück verringert Aspirin bei Personen, die TIA oder minderschwere Schlaganfälle hatten, das Risiko eines erneuten Schlaganfalls um ungefähr 25 Prozent.

## Später begonnen, aber eher Erfolge

Wie die Kardiologen gerieten auch die Wissenschaftler, die sich mit Schlaganfällen befassen, in helle Aufregung, als sich zeigte, daß Aspirin eine gerinnungshemmende und vermutlich auch anthithrombotische Wirkung besaß. Schließlich waren etwa 80 Prozent aller Schlaganfälle durch einen thrombotischen (bzw. embolischen) Verschluß der Arterien verursacht. Das Interesse wurde daneben durch die Autopsie-Studie zur rheumatoiden Arthritis (Kapitel 1) geweckt, die eine merkliche, wenn auch statistisch nichtsignifikante Reduzierung der Anzahl ischämischer Schlaganfälle bei Patienten mit rheumatoider Arthritis nachgewiesen hatte, die alle hochdosiertes Aspirin einnahmen. Doch bestand die einzige wissenschaftlich überzeugende Methode, Aspirin als Mittel bei der Prävention von Schlaganfällen zu testen, in teuren, randomisierten, plazebokontrollierten, doppelblinden klinischen Prospektivstudien.

Das Geld für solche Studien bewilligt zu bekommen, war schon für die Herzforschung schwierig, und das, obwohl der Herzinfarkt für 23 Prozent aller Todesfälle in den USA verantwortlich ist. So tödlich und invalidisierend ein Schlaganfall auch sein mag, er ist ein vergleichsweise geringes Problem der öffentlichen Gesundheitsfürsorge: »Nur« 500 000 Schlaganfälle im Jahr, 150 000 Tote – 7 Prozent der Todesfälle des Landes. Zudem hatten die Kardiologen, zu deren Problemkreis der Herzinfarkt zählt, schon immer einen größeren politischen Einfluß auf die Regierungsstellen, die dafür das Geld bewilligen, als die Neurologen, die sich um den Schlaganfall kümmern. Wenn bereits das Geld für die Aspirin-Herzinfarkt-Studien nur zögernd bewilligt wurde, für die Studien zum Schlaganfall dauerte es eine Ewigkeit.

Letztendlich wurden sechs große Aspirin-Schlaganfall-Studien veröffentlicht. Dazu kamen noch 15 kleinere, weniger ehrgeizige Studien. Als die erste davon 1977 in der Zeitschrift *Stroke* (drei Jahre nach der Veröffentlichung der ersten Aspirin-Herzinfarkt-Studie und zwei Jahre nach dem Beginn der 17-Millionen-Dollar-teuren AMIS-Studie) erschien, gab sie beiden Forschergruppen, den Kardiologen und den Neurologen, neuen Mut, denn im Unterschied zu den bis dahin veröffentlichten Herzinfarktstudien wies die erste Aspirin-Schlaganfall-Studie eine statistisch signifikante Wirkung nach.

Diese Studie war ein drei Jahre währendes Projekt, das von Wissenschaftlern am Health Science Center der Universität von Texas in Houston koordiniert wurde. Sie sahen sich den gleichen Problemen gegenüber wie ihre Kollegen von der Infarktforschung, nämlich, wie soll man einerseits die Kosten so gering wie möglich halten und andererseits ausreichend Teilnehmer aufnehmen, um reale Chancen zu haben, einen signifikanten Unterschied zwischen der Aspirin-Gruppe und der Kontrollgruppe festzustellen. Sie entschieden, sich auf die am stärksten gefährdete Gruppe für den ischämischen Schlaganfall zu konzentrieren, auf die Patienten, die bereits mindestens eine TIA hatten. Die Forscher teilten eine verhältnismäßig kleine Anzahl von Testpersonen, 178 Männer und Frauen von 45 bis 75 Jahren, in die beiden bekannten Gruppen auf. Zweimal täglich erhielt die eine Gruppe das Plazebo, die andere Gruppe 650 mg Aspirin (zwei Standardtabletten). In der Aspirin-Gruppe traten 38 Prozent weniger Schlaganfälle auf, doch war der Unterschied aufgrund der zu geringen Anzahl von Schlaganfällen – 13 in der Aspirin-Gruppe und 19 in der Plazebo-Gruppe – statistisch nicht signifikant. Bei den Teilnehmern, die vor der Studie mehrfache (multiple) TIA erlitten hatten, bewirkte Aspirin eine signifikante Verringerung des Anfallrisikos. Die Wissenschaftler deuteten vorsichtig an, daß man das Medikament möglicherweise den Patienten mit multiplen TIA empfehlen sollte. Ein Leitartikel zur Studie war etwas mutiger und hob die Häufigkeit multipler TIA sowie die »deutliche Reduzierung« der Schlaganfälle in der Aspirin-Gruppe hervor. Was die Nebenwirkungen anbelangt, so klagten die Plazebo-Patienten fast genauso oft über Magenbeschwerden wie die Aspirin-Patienten. Trotz der Grenzen der

Studie schien Aspirin sowohl sicher als auch wirksam bei der Prävention von Schlaganfällen. Der Aspirin-Schlaganfall-Punktestand lautete: eine Studie pro, null Studien contra.

Die zweite Schlaganfall-Studie wurde im darauffolgenden Jahr von kanadischen Forschern veröffentlicht. In diesem zweijährigen Test wurden 585 Männer und Frauen mit früheren TIA in vier Gruppen aufgeteilt: eine Gruppe nahm ein Plazebo, eine Aspirin (viermal täglich eine Standardtablette), eine Gruppe erhielt ein anderes gerinnungshemmendes Mittel, und eine Gruppe bekam beide Medikamente. Das andere gerinnungshemmende Mittel zeigte keinerlei Wirkung. Doch bei den Aspirin-Patienten traten im Vergleich zu den Plazebo-Patienten statistisch signifikant 31 Prozent weniger Schlaganfälle auf. Das betraf jedoch nur die Männer: Unterteilte man die Gruppe nach dem Geschlecht, dann war bei den Frauen keine Wirkung erkennbar. Das Anfallrisiko bei den Männern verringerte sich um 48 Prozent. Zu einer Zeit, da das Aspirin bei der Prävention von Herzinfarkten zu versagen schien, schrieben die Forscher aus Kanada im *New England Journal of Medicine*: »Die hochsignifikante [schlaganfallvorbeugende] Wirkung von Aspirin läßt kaum noch Zweifel an seiner Wirksamkeit bei Männern zu.« Die Forscher schlußfolgerten: »Es wäre vernünftig, zu empfehlen, daß Männer mit TIA oder minderschweren Schlaganfällen, die Aspirin vertragen, es nehmen sollten.« Der Punktestand war jetzt: zwei Studien pro und null Studien contra.

Im nächsten Monat konnte die Zeitschrift *Stroke* in einem Leitartikel ihren Enthusiasmus kaum noch bremsen: »Männlichen, vom Schlaganfall bedrohten Patienten wird durch die tägliche Einnahme eines der ältesten und gebräuchlichsten pharmakologischen Substanzen – Aspirin – geholfen ... [Die kanadischen Forschungsergebnisse] verlangen Beachtung durch alle [Ärzte], die in der klinischen Praxis tätig sind. Die Wirksamkeit [von Aspirin] bei Frauen ist nicht nachgewiesen. Männern, andererseits, hilft es.«

Die dritte und vierte Aspirin-Schlaganfall-Studie erschienen gleichzeitig im Jahre 1983. Der eine, von einem dänischen Team ausgeführte Versuch, erstreckte sich über zwei Jahre und bezog 203 Männer und Frauen mit einem Durchschnittsalter von 60 Jahren und einer TIA-Anamnese ein. Eine Hälfte erhielt ein Plazebo, die andere Hälfte 1000 mg Aspirin täglich (etwa drei Standardtabletten). Hier führte Aspirin zu keiner Verringerung des Anfallrisikos. In der Tat kam es in der Aspirin-Gruppe sogar zu *mehr* Schlaganfällen als in der Plazebo-Gruppe, doch waren die Resultate statistisch nicht signifikant. Die andere Studie, von einer französischen Forschergruppe durchgeführt, beobachtete 604 Männer und Frauen, in deren Anamnese TIA vorkamen, über drei Jahre. Die meisten Patienten waren zwischen 50 und 70 Jahre alt. Ein Drittel erhielt ein Plazebo, ein weiteres Drittel täglich 1000 mg Aspirin (drei Standardtabletten), und der Rest der Patienten bekam die gleiche Dosis Aspirin und zusätzlich ein weiteres gerinnungshemmendes Mittel. Das zusätzliche Medikament zeigte keine Wirkung. Doch erlitten die Aspirin-Patienten im Vergleich zu den Plazebo-Patienten 42 Prozent weniger Schlaganfälle – ein signifikanter Unterschied. Anders als bei den vorangehenden Studien stellte man keine Unterschiede zwischen den Geschlechtern fest. Aspirin half den Frauen genauso wie den Männern. Etwa 9 Prozent der Aspirin-Patienten klagten über Bauchschmerzen, und bei 1,5 Prozent entwickelten sich Geschwüre. Die Wissenschaftler deuteten an, daß ihre Dosis von 1000 mg Aspirin unnötig hoch gewesen sein könnte: »Es wird vermutet, daß bereits Dosierungen von nur 150 mg Aspirin in Abständen von zwei oder drei Tagen die Thrombose hemmen [könnten]. Doch selbst mit der hohen Dosierung hielten die Forscher die Nebenwirkungen für einen verhältnismäßig kleinen Preis, der für eine derart starke Verringerung des Anfallrisikos zu zahlen wäre: »Diese Nebenwirkungen . . . waren gewiß geringer zu bewerten als der Nutzen von Aspirin.« Es bliebe jetzt nur noch, so ihre Schlußfolgerung, die optimale Aspirindosis für eine Anfallprävention zu bestimmen.

In einem Begleitartikel beschuldigte der Neurologe Mark Dyken von der School of Medicine der Universität von Indiana die Dänen, einen Fehler vom Typ II begangen zu haben. Sie hätten die wahre Wirkung nicht entdeckt und fälschlicherweise geschlußfolgert, daß es sie nicht gäbe. Die Hauptursache von Fehlern des Typs II besteht in einer zu kleinen Stichprobe. Das gleiche Problem wirkte sich schon bei den ersten Aspirin-Herzinfarkt-Studien nachteilig aus. Mit lediglich 203 Testpersonen war es der dänischen Studie unmöglich, zu bestätigen, was die drei anderen Versuche ergeben hatten – Aspirin trägt zur Verhinderung von Schlaganfällen bei stark gefährdeten Personen bei. »Die Kritik soll nicht den Eindruck erwecken, daß die [dänische Studie] mit größeren Fehlern behaftet ist als die anderen ...«, doch der Artikel im *Stroke* konnte sicherlich so verstanden werden. 1983 waren die Herausgeber von *Stroke* bereits eindeutig von Aspirin überzeugt. Der Punktestand lag jetzt bei drei Studien eindeutig pro und eine contra (aber mit Mängeln).

Die fünfte Studie zu dieser Problematik erschien 1987. Es handelte sich um die European Stroke Prevention Study (ESPS), ein ehrgeiziges gemeinsames Unterfangen von Forschern aus sechzehn medizinischen Zentren in Belgien, Dänemark, Irland, Finnland, Holland und Großbritannien. Die Wissenschaftler nahmen 2500 Männer und Frauen mit einer TIA-Anamnese in ihre Studie auf. Die eine Hälfte erhielt ein Plazebo, die anderen dreimal täglich 325 mg Aspirin (eine Standardtablette) und zusätzlich ein anderes gerinnungshemmendes Mittel. Nach zwei Jahren waren in der Aspirin-Gruppe 33 Prozent weniger Schlaganfälle aufgetreten. Wie es vorauszusehen war, klagten die Aspirin-Patienten mehr über Magenschmerzen und Geschwüre sowie, seltsamerweise, über Kopfschmerzen. Doch die ESPS als die größte je durchgeführte Aspirin-Schlaganfall-Studie, viermal umfassender als ihr größter Vorgänger, erbrachte mehr überzeugende Beweise denn je, daß Aspirin bei stark gefährdeten Personen

Schlaganfälle verhindert. Der Punktestand war jetzt: vier Studien pro, eine contra (aber mit Mängeln).

Schon bald danach, im Jahre 1988, folgten die Ergebnisse der sechsten Aspirin-Schlaganfall-Studie, eine umfassende britische TIA-Untersuchung. An ihr nahmen 2435 Männer und Frauen im Durchschnittsalter von 60 Jahren teil, die TIA gehabt hatten. Ein Drittel erhielt ein Plazebo, ein Drittel zweimal täglich 600 mg Aspirin (etwas weniger als zwei Standardtabletten), und die dritte Gruppe bekam einmal täglich 300 mg Aspirin (etwas weniger als eine Standardtablette). Nach vier Jahren hatten die beiden Aspirin-Gruppen 18 Prozent weniger Schlaganfälle zu verzeichnen, ein signifikantes Ergebnis; allerdings nur 7 Prozent weniger tödliche Schlaganfälle, was kein signifikantes Ergebnis war. Die geringere Aspirindosis (300 mg/Tag) zeigte sich genauso wirksam wie die höhere Dosis (1200 mg/Tag), verursachte jedoch nur einen Bruchteil der Nebenwirkungen. Im *British Medical Journal* brachten die Wissenschaftler ihre »Frustration« darüber zum Ausdruck, daß ihre umfassende, langfristig angelegte Studie bei einer täglichen Aspirin-Behandlung keine signifikante Verringerung der Schlaganfälle mit tödlichem Ausgang nachwies. Doch in Verbindung mit den anderen fünf Studien, so sagten sie, sei »schlüssig bewiesen«, daß Aspirin zur Prävention von Schlaganfällen beiträgt. Der Endstand lautete: fünf Studien signifikant pro, eine contra (aber mit Mängeln).

1988, als die britische TIA-Studie veröffentlicht wurde, war die Meta-Analyse bereits anerkannt, und in der gleichen Ausgabe des *British Medical Journal* erschien eine Meta-Analyse von dreizehn Aspirin-Schlaganfall-Studien – die sechs hier besprochenen großen Studien und sieben andere, die zu klein oder nur von kurzer Dauer waren, so daß man sie nicht einzeln hätte bewerten können. Die Statistiker berechneten, daß Aspirin das Anfallrisiko um 22 Prozent senkte: »Die praktischste und preiswerteste gerinnungshemmende Substanz ist niedrigdosiertes Aspirin.«

1991, drei Jahre später, veröffentlichte ein Team kanadischer Biostatistiker eine weitere Meta-Analyse der sechs großen vorgehend besprochenen Schlaganfallstudien: »Aspirin allein bewirkte eine 18prozentige Verringerung aller Schlaganfälle.« Dieser Wert liegt etwas unter dem der vorherigen Meta-Analyse. Die Kanadier führten diesen Unterschied darauf zurück, daß sie die Wirkung der anderen gerinnungshemmenden Substanzen in den verschiedenen Studien umfassender berücksichtigt hatten. Obwohl sie zu geringfügig anderen Werten gelangten, kamen sie im *Family Practice Research Journal* doch zur gleichen Schlußfolgerung: »Die Ergebnisse stützen die Anwendung von Aspirin als Erstbehandlung für die Prävention von ischämischen Erkrankungen bei Patienten mit TIA oder minderschweren Schlaganfällen.«

Im gleichen Jahr erbrachte eine andere Studie den überzeugenden Beweis, daß Aspirin nicht nur zur Prävention des mit TIA in Zusammenhang stehenden ischämischen Schlaganfalls, der Hirnthrombose, beiträgt, sondern auch gegen die Hirnembolie wirksam ist. Wie bereits erwähnt, geht der Hirnembolie oft ein Vorhofflimmern voraus. Das Vorhofflimmern erhöht das Risiko einer Hirnembolie auf das Sechsfache. Von den 1330 Patienten mit Vorhofflimmern erhielten in der Studie ein Drittel ein Plazebo, ein Drittel täglich 325 mg Aspirin (eine Standardtablette), und ein Drittel bekam ein anderes gerinnungshemmendes Mittel, die verschreibungspflichtige Substanz Warfarin. Warfarin hatte den größten Anteil bei der Verhinderung von Schlaganfällen und tödlichen Schlaganfällen. Doch im Vergleich zur Plazebo-Gruppe traten in der Aspirin-Gruppe 42 Prozent weniger Hirnembolien und 32 Prozent weniger Todesfälle nach embolischen Schlaganfällen auf. In der Zeitschrift *Circulation* zogen die Wissenschaftler die Schlußfolgerung: »Patienten mit Vorhofflimmern, die Aspirin oder Warfarin unbeschadet nehmen können, sollten dies tun, um das Risiko eines Schlaganfalls zu verringern.«

## Die richtige Dosis

Ende 1991 war die Diskussion entschieden. Aspirin leistete seinen Beitrag zur Verhinderung beider Arten des ischämischen Schlaganfalls. Doch drei Fragen blieben unbeantwortet:

- Welches ist die optimale Dosis?
- Verhindert Aspirin Schlaganfälle bei Frauen?
- Würde Aspirin auch einen ersten Schlaganfall bei Personen ohne vorherige TIA oder Vorhofflimmern verhindern? (Ergebnisse der Physicians' Health Study lauteten: Aspirin wirkt vorbeugend bei gesunden Menschen gegen einen ersten Herzinfarkt).

Zum jetzigen Zeitpunkt spekulieren die Forscher zwar noch darüber, ob Aspirin einem ersten Schlaganfall bei gesunden Menschen vorbeugt, doch es ist noch keine Studie zu dieser Problematik erschienen.

Die beiden anderen Fragen konnte man jedoch beantworten. Zur Frage nach der optimalen Dosis ist zu sagen, daß in der holländischen TIA-Studie von 1991 nur 30 mg Aspirin pro Tag (weniger als ein Zehntel einer Standardtablette) einen Schlaganfall genauso verhinderten wie 283 mg Aspirin. An dieser Studie nahmen 3131 Männer und Frauen mit füheren TIA teil. Sie wurden zweieinhalb Jahre beobachtet. Eine Hälfte erhielt die sehr niedrige Dosis und die andere Hälfte die höhere Dosis (die immer noch geringer war als die in den sechs Studien eingesetzte Dosis). In der 283-mg-Gruppe erlitten 15,2 Prozent einen Schlaganfall. In der 30-mg-Gruppe lag dieser Anteil bei 14,7 Prozent. Obwohl es in beiden Gruppen in etwa gleichem Maße zu Blutungskomplikationen kam, traten andere erwartete Nebenwirkungen – Magenbeschwerden und gastrointestinale Blutungen – in der Gruppe mit der minimalen Dosis zu 17 Prozent weniger häufig auf. In einem Leitartikel in der Zeitschrift *Family Practice* hieß es dazu: »In der Medizin ist mehr nicht unbedingt auch besser. Wenn eine niedrige Dosis bei der Verhinderung von Schlaganfällen genauso wirksam ist [wie eine höhere Dosis], spricht die geringere Komplikationsrate für ihre Anwendung.«

Leider verschrieben 1991 erst wenige Ärzte ihren Patienten mit einer TIA-Anamnese täglich Aspirin, wie eine in den *Archives of Internal Medicine* veröffentlichten Umfrage verdeutlichte. Forscher des Jewish Medical Center von Long Island verschickten einen Fragebogen an 480 Ärzte, die an zwei medizinischen Universitätszentren tätig waren: Nur 64 Prozent verschrieben ihren Patienten mit früheren TIA automatisch Aspirin.

### Aspirin, Schlaganfall und Frauen

Wie schon bei der Herzinfarktforschung standen auch bei den Aspirin-Schlaganfall-Studien die Männer im Vordergrund. In den sechs großen Studien machten Frauen nur ein Viertel der Probanden aus.

Schon früh entstand der Eindruck, als ob Aspirin einen Schlaganfall bei Frauen nicht verhindern könnte. In der Canadian Cooperative Study von 1978 verringerte Aspirin das Anfallrisiko bei Männern um 48 Prozent, blieb bei Frauen jedoch ohne Wirkung. Diese Studie gehörte allerdings zu den kleineren Tests – 585 Teilnehmer, davon nur 179 Frauen –, was einen Fehler vom Typ II möglich machte. Jede nachfolgende Studie – vor allem die beiden größten, an der jeweils 2500 Personen teilnahmen, darunter mehr als 600 Frauen, konnte für Aspirin keinen geschlechtsbedingten Wirkungsunterschied nachweisen.

Vor kurzem erst erbrachte eine finnische Studie aus dem Jahre 1991 mit 2500 Patienten mit TIA, davon 44 Prozent Frauen, einen signifikanten Nutzen von Aspirin sowohl bei Männern als auch bei Frauen. Im Vergleich zur Kontrollgruppe ergab sich in der Medikamentengruppe nach einer zweijährigen Behandlung mit täglich 330 mg Aspirin (etwas mehr als eine Standardtablette) und zusätzlich 75 mg Dipyridamol unter den Männern ein 9 Prozent und unter den Frauen ein 41 Prozent geringeres Schlaganfallrisiko. Obwohl die Wirkung bei den Männern etwas höher lag als bei den Frauen, schrieben die Wissenschaftler in der Zeitschrift *Neurology*: »Eine gerinnungshemmende Therapie zur Prävention von Schlaganfällen ist bei beiden Geschlechtern wirksam.«

## Erhöht Aspirin das Risiko eines hämorrhagischen Schlaganfalls?

Das bei beiden Meta-Analysen schlechtere Ergebnis führt eine Verringerung des Risikos ischämischer Schlaganfälle um 18 Prozent an. Da etwa 80 Prozent aller Schlaganfälle ischämisch sind, verhindert Aspirin anscheinend 14,4 Prozent aller Schlaganfälle oder jährlich etwa 72000 Schlaganfälle. Für ein Medikament, daß pro Tag nur ein paar Pfennige kostet, grenzt das schon an ein Wunder. Doch wie wirkt Aspirin bei den anderen 20 Prozent, den hämorrhagischen Schlaganfällen? Führt die gerinnungshemmende Wirkung, die die Blutung verlängert, zu einem erhöhten Risiko einer Hirnblutung bzw. einer subarachnoidalen Blutung? Das schien zumindest das Ergebnis des größten Aspirin-Versuchs, der Physicians' Health Study mit 22000 Teilnehmern, zu sein. Verglichen mit der Plazebo-Gruppe erlitten die Aspirin-Patienten zweimal so viele mittlere bis schwere hämorrhagische Schlaganfälle – dreizehn gegenüber sechs. Insgesamt gesehen war das Risiko eines Schlaganfalls gering – weniger als 1 Prozent – und statistisch nicht signifikant. Trotzdem war es beunruhigend: »Die mögliche Erhöhung der Anzahl hämorrhagischer Schlaganfälle unter Aspirin-Patienten«, schrieben die Wissenschaftler, »kommt nicht überraschend, denn jede Substanz, die die Gerinnung verzögert, mag dazu beitragen, ischämische Schlaganfälle zu verhindern, verstärkt dabei jedoch die Blutung.«
Zum jetzigen Zeitpunkt ist man sich über die Rolle von Aspirin bei hämorrhagischen Schlaganfällen noch nicht völlig sicher. Doch sollte jeder mit Schlaganfall-Risikofaktoren – vor allem Bluthochdruck, Blutungsproblemen, einer eigenen oder familiären Anamnese mit hämorrhagischen Schlaganfällen – einen Arzt zu Rate ziehen, bevor er regelmäßig ein Aspirin-Präparat einnimmt.

## Aspirin beugt vorzeitigem Altern vor

Bei der Erwähnung von Altersschwäche denken die meisten Menschen sofort an die Alzheimer Krankheit, sie ist in Amerika die Hauptursache für das, was die Ärzte »senile Demenz« (Altersschwachsinn) nennen. Die Alzheimer Krankheit zerstört langsam und unerbittlich die Gehirne von schätzungsweise 10 Prozent der Amerikaner im Alter von 65 bis 79 Jahren und von bis zu 20 Prozent der über 80jährigen. Doch ist diese Krankheit nicht die einzige, die das Gehirn zerstört. Die zweithäufigste Ursache für den schrittweisen geistigen Verfall ist die Multiinfarkt-Demenz (MID; »Infarkt« bedeutet »Gewebetod«). TIA und ischämische Schlaganfälle verursachen Infarkte im Gehirn, und multiple Hirninfarkte führen zur MID.

Die Neurologen sind sich nicht sicher, wie hoch der Anteil der durch MID ausgelösten senilen Demenz ist. Schätzungen geben Werte von 15 bis 47 Prozent an. Darüber hinaus können die Alzheimer Krankheit und die Multiinfarkt-Demenz gleichzeitig bestehen. Etwa ein Fünftel der Patienten mit seniler Demenz zeigen Symptome beider Erkrankungen.

Der prophylaktische Erfolg von Aspirin bei Patienten mit TIA oder minderschweren Schlaganfällen stimulierte die Forscher, nachzuprüfen, ob dessen antithrombotische Wirkung das Fortschreiten der MID verzögern könnte. Eine Studie aus dem Jahr 1989, die am Cerebral Blood Flow Laboratory im Veterans Administration Medical Center in Houston durchgeführt wurde, ergab, daß Aspirin nicht nur das Fortschreiten der MID verlangsamt, sondern sie in einigen Fällen sogar *umkehrt*. Die Wissenschaftler teilten 70 MID-Patienten mit einem Durchschnittsalter von 67 Jahren in zwei Gruppen. Eine Gruppe erhielt 325 mg Aspirin täglich (eine Standardtablette), die andere nahm keine Medikamente ein. Jedes Jahr wurden die Durchblutung des Gehirns und die geistigen Fähigkeiten der Teilnehmer bewertet. Einige MID-Patienten in beiden Gruppen zeigten Besserungen, einige stabilisierten sich, und einige verfielen weiter. Die Aspirin-Patienten stabilisierten oder besserten sich im Verhältnis von 3:1 gegenüber der Kontrollgruppe. Die Aspirin-Gruppe zeigte »signifikante Verbesserungen in der Gehirn-[durchblutungs-] und Wahrnehmungsleistung«, schlußfolgerten die Forscher im *Journal of the America Geriatrics Society.* »Ihre Lebensqualität und Selbständigkeit hatten sich anscheinend verbessert. Eine tägliche Dosis Aspirin scheint die Wahrnehmungsfähigkeit bei Multiinfarkt-Demenz zu stabilisieren bzw. zu erhöhen.«

Ein Leitartikel bedachte die Ergebnisse der Studie mit einem äußerst fragwürdigen Kompliment. Er nannte die Befunde »kühn« und »von Interesse für den Kliniker«, drängte aber gleichzeitig die Ärzte, erst dann anzufangen, jedem MID-Patienten Aspirin zu verordnen, wenn die Ergebnisse bestätigt wurden. Zum Zeitpunkt der Drucklegung des amerikanischen Buches war noch keine bestätigende Studie veröffentlicht worden, doch viele Neurologen empfehlen MID-Patienten eine tägliche geringe Dosis Aspirin.

### Nicht Aspirin allein

Die präventive Wirkung von Aspirin bei ischämischem Schlaganfall ist *kein* Ersatz für eine Einschränkung der Risikofaktoren für eine Arteriosklerose in den Hirnarterien. Die Senkung eines zu hohen Blutdrucks ist unabdingbar. Aspirin verringert zwar das Schlaganfallrisiko um 18 Prozent, doch zeigte eine jüngere Meta-Analyse von vierzehn Studien mit 37000 Teilnehmern, daß eine Reduzierung des diastolischen Blutdrucks (die zweite Zahl bei den Blutdruckwerten) um sechs Werte das Anfallrisiko um mehr als das Doppelte senkt – um 42 Prozent. Nichtraucher sind nur halb so stark gefährdet wie Raucher. Die Risikofaktoren für den Schlaganfall sind die gleichen wie für Herzerkrankungen. Im Kapitel 1 finden Sie Empfehlungen, wie Sie diese abbauen können.

Aspirin ist das einzige rezeptfreie Mittel, von dem bekannt ist, daß es das Schlaganfallrisiko verringert, obwohl einige verschreibungspflichtige Medikamente wirksamer sind. Das 1992 zugelassene Ticlopidin (Ticlid) ist wesentlich wirksamer als Aspirin bei der Prävention von ischämischen Schlaganfällen, führt aber unter Umständen zu beträchtlich schwereren Nebenwirkungen. Wenn Sie TIA oder minderschwere Schlaganfälle hatten, sollten Sie sich mit Ihrem Arzt über eine angemessene medikamentöse Behandlung beraten.

# Die prophylaktische und therapeutische Wirkung von Aspirin bei weiteren ernsten Herz- Kreislauf-Erkrankungen

## Periphere Arterienerkrankung

Arteriosklerose entsteht nicht nur in den Blutgefäßen, die das Herz und das Gehirn versorgen, sondern auch in anderen Arterien, vielfach in den Gefäßen der Beine. Das Resultat ist eine periphere Arterienerkrankung. Verengen sich die Beinarterien über ein bestimmtes Maß hinaus, kommt es zu intermittierendem (zeitweiligem) Hinken. Ähnlich wie die Angina pectoris (siehe Kapitel 1) führt das intermittierende Hinken zu Schmerzen im Bein, zu Krämpfen oder Taubheitsgefühlen. Die Symptome treten typischerweise während körperlicher Betätigung auf und verklingen bei Ruhe wieder. Gelegentlich sind das Gesäß, die Hüften und Oberschenkel betroffen. Meistens entwickeln sich die Symptome jedoch in den Waden und sind oft von Kälte- und Taubheitsgefühlen in den Zehen begleitet. Genauso wie bei der schweren Angina pectoris die Brustschmerzen auch im Ruhezustand nicht nachlassen, spüren Patienten mit ausgeprägtem intermittierendem Hinken die Beschwerden auch bei Ruhe. Zu den möglichen anderen Symptomen zählen: Verdickung der Zehennägel, Anschwellen der Beine (Ödeme), Beingeschwüre (Ulzera), Muskelschwund (Atrophie) in den Beinen und Gangrän (Brand, Absterben von Gewebe durch Blockierung der örtlichen Blutversorgung). Die Behandlung erfordert manchmal eine Amputation. Bei Männern tritt das intermittierende Hinken häufiger auf als bei Frauen. Diese Erkrankung steht eng mit Rauchen, Bluthochdruck, Diabetes und einer sitzenden Lebensweise in Zusammenhang. Ein Verzicht auf das Rauchen, Senkung der Cholesterin- und Blutdruckwerte sowie regelmäßige maßvolle körperliche Betätigung, vor allem Gehen, Schwimmen und Radfahren, tragen zur Linderung der Symptome bei.

In schweren Fällen muß am Bein operativ ein Bypass (zur Umgehung der verschlossenen Arterie) gelegt werden, doch sind die meisten mittelschweren Fälle medikamentös behandelbar – zum Beispiel mit Aspirin. Eine Studie aus dem Jahre 1990, die im *Journal of Internal Medical Research* erschien, wies nach, daß Aspirin in Verbindung mit zwei anderen gerinnungshemmenden Wirkstoffen (Ticlopidin und Dipyridamol) die Durchblutung wesentlich verbesserte und die Symptome linderte.

Einer 1992 vorgenommen Analyse der Daten aus der Physicians' Health Study (siehe Kapitel 1) zufolge trägt Aspirin allein zur Prävention des intermittierenden Hinkens bei. Im Vergleich zu den Ärzten in der Kontrollgruppe war bei den Ärzten, die jeden zweiten Tag eine Standardtablette Aspirin einnahmen, das Risiko nur halb so groß. Von den Studienteilnehmern, die letztendlich wegen intermittierendem Hinken operiert werden mußten, kamen neun aus der Kontrollgruppe und nur einer aus der Aspirin-Gruppe.

Die insgesamt geringe Anzahl der Operationen wegen intermittierenden Hinkens (lediglich neun von 22 000 Teilnehmern) machte die Risikoverringerung gerade noch statistisch signifikant. Sollten diese Ergebnisse jedoch von anderen Forschungen bestätigt werden, könnten sie größere Auswirkungen haben. Jedes Jahr erfolgt bei 30 000 Amerikanern eine Bypass-Operation an den peripheren Arterien, und 37 000 müssen wegen einer schweren peripheren Arterienerkrankung eine Amputation über sich ergehen lassen. Die Forscher berichteten in den *Family Practice News*, daß niedrigdosiertes

Aspirin »eine beträchtliche Anzahl« von Bypass-Operationen der peripheren Arterien »unnötig machen könnte«.

## Tiefe Venenthrombose

Venen, die Blutgefäße, die das Blut zum Herzen zurückführen, verlaufen entweder an der Oberfläche oder tief unter der Haut. Wenn sich in einer Vene ein Blutpfropf (Thrombus) bildet und eine Entzündung hervorruft, wird diese Erkrankung »Thrombophlebitis« genannt. Zu den Symptomen zählen ein Anschwellen, Hitzeentwicklung, Rötung und Schmerzen. In einer Oberflächenvene ist die Thrombophlebitis zwar schmerzhaft, jedoch nicht lebensbedrohlich. Bildet sich allerdings ein Thrombus in einer tiefen, zur Lunge führenden Vene, kann der Tod eintreten (Lungenembolie).

Jedes Jahr werden ungefähr 300000 Amerikaner mit einer Thrombophlebitis in den tiefen Venen (Phlebothrombose) ins Krankenhaus eingeliefert. Diese Erkrankung tritt bei bis zu 50 Prozent der Menschen auf, bei denen ein künstliches Hüftgelenk oder Knie (Gelenkplastik) eingesetzt werden muß. Die Phlebothrombose wird normalerweise mit Gerinnungshemmern (Antikoagulanzien) behandelt, doch zeigte eine 1990 an der Universität von North Carolina in Chapel Hill durchgeführte Studie, daß Aspirin zu ihrer Prävention beiträgt.

159 Patienten erhielten in der Nacht vor dem Einsetzen eines kompletten neuen Hüftgelenks 650 mg Aspirin (zwei Standardtabletten). Nach der Operation nahmen sie weiterhin zweimal täglich 650 mg Aspirin. Nur bei 6 Prozent der Patienten kam es zu einer tiefen Venenthrombose. Ungefähr 13 Prozent erlitten eine Lungenembolie, an der aber niemand starb. Die Forscher faßten ihr Pilotprojekt im *Journal of Arthroplasty* zusammen und deuteten an, daß Aspirin ein vielversprechendes Mittel zur Prävention von Komplikationen nach Austausch des Hüftgelenks zu sein scheint.

## Nierenversagen: Shunttrombose

Die Nieren filtern Abfallprodukte, überschüssiges Wasser und Chemikalien aus dem Blut heraus und bilden daraus Urin. Hören die Nieren auf zu arbeiten, staut sich Wasser im Blut an. Unbehandelt kann dieser Zustand letztendlich zu Koma und Tod führen. Die Ärzte reagieren auf ein fortgeschrittenes Nierenversagen mit zwei verschiedenen Methoden: der Nierentransplantation und der Dialyse, bei der das Blut durch die Hämodialyse (wörtlich: Auftrennung des Blutes, Blutwäsche) gereinigt wird. Für die Hämodialyse ist es erforderlich, daß der Patient zwei- oder dreimal in einer Woche mehrere Stunden an den Dialysator angeschlossen wird und dabei das Blut aus einer Arterie des Armes oder Beines durch Plastikröhren gepumpt, gefiltert und dann zum Körper zurückgeführt wird. Die Hämodialyse rettet das Leben des Patienten. Doch bilden sich mitunter in den Arterien, in die die Plastikröhren eingeführt werden, Thromben (Gefäßeintrittsthrombose). Gemäß den Befunden einer an der St. Louis School of Medicine 1991 in Missouri durchgeführten Pilotstudie hilft Aspirin, diesen Komplikationen vorzubeugen. Die Wissenschaftler verabreichten 15 Dialyse-Patienten mit wiederholter Gefäßeintrittsthrombose täglich 85 mg Aspirin (ein Viertel einer Standardtablette). In der Zeitschrift *Thrombosis Research* kamen die Wissenschaftler zu der Schlußfolgerung, daß Aspirin zu einer »erheblichen Reduzierung der Häufigkeit« dieser Komplikation führt.

## KAPITEL VIER

# Aspirin und Prophylaxe des Kolonkarzinoms

Seit der Veröffentlichung der Ergebnisse zur Physicians' Health Study im Jahre 1988 konzentrierte sich die Aufmerksamkeit der Mediziner auf den Wert des Aspirins bei der Verhinderung von Herzinfarkt und Schlaganfall – der häufigsten bzw. dritthäufigsten Todesursache in den USA. Doch gegen Ende 1991 deutete sich plötzlich an, daß Aspirin auch die zweithäufigste Todesursache – den Krebs, vor allem den Dickdarmkrebs (Kolonkarzinom) – verhindern könnte.

In einer Studie, die im *New England Journal of Medicine* Schlagzeilen machte, fanden Forscher der American Cancer Society (ACS) heraus, daß eine regelmäßige Aspirin-Einnahme die Zahl der Todesfälle beim Kolonkarzinom bei Männern um 40 Prozent und bei Frauen um 42 Prozent verringerte. Diese Studie bedarf allerdings noch einer Bestätigung, auch sind viele Fragen zum Aspirin und zum Kolonkarzinom noch unbeantwortet. Trotzdem hat diese Studie viele Krebsspezialisten (Onkologen) überzeugt, sich ebenfalls intensiv mit Aspirin zu befassen.

### Die häufigste tödliche Krebserkrankung bei Nichtrauchern

Das Kolonkarzinom wird auch als kolorektales Karzinom bezeichnet, da es Tumore des Grimmdarms (Kolon) und des Mastdarms (Rektum) einschließt. Jedes Jahr kommt es zu ungefähr 158 000 Neuerkrankungen, davon ein Drittel im Mastdarm und zwei Drittel im Grimmdarm. Nach dem Lungenkrebs nimmt das kolorektale Karzinom unter den tödlichen

95

Krebserkrankungen die zweite Stelle ein und steht bei den Nichtrauchern sogar an der ersten Stelle (mehr als 58000 Todesfälle jährlich). Das ist mehr als die jährliche Sterbeziffer für Brustkrebs (46000), Selbstmord (31000) und Totschlag (21000). Trotzdem wissen die meisten Menschen nur wenig darüber, weil man über den Bereich, in dem er sich entwickelt, eben »nicht spricht«. Als sich bei Präsident Reagan ein solcher Tumor herausbildete, taten sich die Medien sehr schwer damit. Viele persönliche medizinische Details wie der Cholesterinspiegel sind heute ein alltägliches Gesprächsthema geworden, das kolorektale Karzinom scheint bei diesem Geplauder allerdings gemieden zu werden.

In den letzten 20 Jahren ist die Sterbeziffer beim kolorektalen Karzinom trotz enormer Investitionen im Bereich der Früherkennung und Behandlung nur geringfügig gesunken. Dabei sind Früherkennung und Behandlung ausschlaggebend für die Chance zu überleben. Entdeckt und behandelt man den kolorektalen Tumor, wenn er klein ist und sich noch innerhalb der Dickdarmwand befindet, dann liegt die Fünfjahresüberlebensrate (der Anteil Patienten, die fünf Jahre nach der Diagnose noch am Leben sind) bei über 90 Prozent. Wird die Diagnose der Erkrankung erst gestellt, nachdem sich die Tumore ausgebreitet (Metastasen gebildet) haben, beträgt die Fünfjahresüberlebensrate nur etwa 10 Prozent. Leider können die mit viel Werbung initiierten Früherkennungskampagnen nur auf bescheidene Erfolge verweisen, und viele Fälle werden immer noch zu spät diagnostiziert.

Vom kolorektalen Karzinom sind Männer und Frauen, die über 50 Jahre alt sind, gleichermaßen betroffen. In den meisten Fällen entsteht der Tumor aus langsam wachsenden Dickdarmknoten (Polypen), die sich schließlich zum Krebs entwickeln. Die frühzeitige Erkennung und operative Entfernung dieser Polypen ist ein wesentlicher Bestandteil der Prävention des kolorektalen Karzinoms. Vorbeugende Untersuchungen werden ab einem Alter von 50 Jahren empfohlen (flexible Sigmoidoskopie). Hat sich der Tumor gebildet, sondert er winzige Mengen Blut ab, die sich mit dem Stuhl vermischen. Mit dem bloßen Augen ist das Blut nicht erkennbar (okkult). Es kann allerdings durch einen einfachen chemischen Test nachgewiesen werden. Ein jährlicher Test auf okkultes Blut wird ebenfalls ab 50 Jahre von der American Cancer Society (ACS) empfohlen.

Eine Umfrage der ACS bei amerikanischen Ärzten im Jahre 1989 ergab, daß nur die Hälfte der Ärzte ihren Patienten eine jährliche Stuhluntersuchung anraten und nicht einmal ein Viertel der Ärzte die Empfehlung der ACS für die Sigmoidoskopie beachten.

Wie bei den Herz-Kreislauf-Erkrankungen bestehen auch beim kolorektalen Karzinom eine Reihe von Risikofaktoren, die zum Teil beeinflußbar sind.

Zu den nichtbeeinflußbaren Risikofaktoren zählen:

*Alter.* Diese Erkrankung bildet sich für gewöhnlich erst nach dem 50. Lebensjahr heraus, wobei die meisten Fälle mit 70 Jahren auftreten. Doch in den vergangenen Jahren wurde sie immer öfter bei Menschen zwischen 40 und 50 und sogar schon zwischen dem 30. und 40. Lebensjahr diagnostiziert.

*Rasse.* Das kolorektale Karzinom tritt unter Afroamerikanern geringfügig häufiger auf als unter Weißen. (Das National Cancer Institute [NCI] hat zu den anderen Bevölkerungsgruppen keine Daten gesammelt.)

*Vererbung.* Schätzungsweise 20 Prozent der kolorektalen Karzinome haben eine genetische Komponente. Eine seltene, aber ernste vererbbare Erkrankung ist die »familiäre Polypose des Dickdarms«; sie verursacht etwa ein Prozent aller kolorektalen Karzinome. Bei Patienten mit familiärer Polypose entwickeln sich ab etwa 20 Jahren Tausende von Dickdarmpolypen, von denen sich fast immer einige bis zum 50. Lebensjahr krebsartig entwickeln. Wenn bei Ihnen in der Familie ein kolorektales Karzinom auftrat, sollten Sie Ihren Arzt fragen, ob eine genetische Beratung angeraten wäre.

Auch wenn Sie keine familiäre Polypose haben, jedes kolorektale Karzinom bei einem nahen Verwandten – Mutter, Vater, Schwester, Bruder, Großeltern, Kind oder blutsverwandte Tanten oder Onkel – erhöht Ihr Risiko.

Zu den beeinflußbaren Risikofaktoren für das kolorektale Karzinom gehören:

*Colitis ulcerosa.* Bei dieser Erkrankung bilden sich im Dickdarm wunde Stellen, die zu Bauchschmerzen, Entzündungen und oft auch zu Blutungen führen. Je langwieriger diese Dickdarmentzündung mit Geschwürbildung anhält, desto größer ist das Risiko, schließlich an einem kolorektalen Karzinom zu erkranken. Die Colitis ulcerosa kann vielfach mit entzündungshemmenden Medikamenten behandelt werden. In schwerwiegenden Fällen ist unter Umständen eine operative Entfernung des Grimmdarms erforderlich.

*Asbest.* Es ist nachgewiesen, daß der berufsbedingte Kontakt mit Asbest das Risiko sowohl für den Lungenkrebs als auch für den Dickdarmkrebs vergrößert.

*Ernährung.* Seit Jahren häufen sich die Beweise dafür, daß eine fettreiche und ballaststoffarme Ernährung das Risiko erhöht. Das kolorektale Karzinom ist in Ländern wie den USA recht verbreitet, in denen viel Fett und wenig Ballaststoffe – das heißt viel »rotes« Fleisch und wenig Frischobst und Gemüse – gegessen werden, und weit weniger verbreitet in gleichermaßen industrialisierten Ländern wie Japan, deren Bewohner eine fettarme, faserreiche Ernährung aus Obst, Gemüse und Fisch mit wenig rotem Fleisch bevorzugen. Das Problem an sich ist noch umstritten, denn es ist unklar, warum Fett in Nahrungsmitteln das Risiko eines kolorektalen Karzinoms vergrößert, obwohl die meisten Fachleute glauben, daß Fett bei den

Zellen, die den Dickdarm auskleiden, präkanzeröse (einer Krebserkrankung vorhergehenden) Veränderungen auslöst. Genauso unklar ist auch, warum Frischobst und Gemüse davor schützen. Eine Zeitlang meinten die Forscher, daß die Fasern einen schnelleren Durchlauf der Abfallstoffe durch den Grimmdarm bewirken. Doch jetzt scheint es, daß krebsverhütende Chemikalien in pflanzlichen Nahrungsmitteln genauso wichtig, wenn nicht noch wichtiger sind. Welche Gründe auch immer eine Rolle spielen, die Verbindung Ernährung–kolorektales Karzinom wurde in drei neueren Studien nachdrücklich bestätigt. Eine 1990 durchgeführte Prospektivuntersuchung zur Ernährung von 121 700 staatlich geprüften Krankenschwestern im *New England Journal of Medicine* ergab, daß bei den Schwestern, die das meiste rote Fleisch aßen, auch das größte Risiko für ein kolorektales Karzinom bestand. Ein weiterer Bericht von 1990, eine Meta-Analyse vieler vorangehender Studien, zeigte im *Journal of the National Cancer Institute*, daß eine auf Frischobst und Gemüse ausgerichtete Ernährung einen erheblichen Schutz vor dieser Krankheit bot. Und erst 1992 bewies eine Auswertung zur Ernährung von 7000 männlichen Amerikanern, die ebenfalls im *Journal of the National Cancer Institute* erschien, daß eine fettreiche, faserarme Ernährung das Risiko der Bildung von kolorektalen Polypen, den Vorläufern von Tumoren, auf das Vierfache erhöhte.

### Fünfzehn Jahre faszinierender Entdeckungen

Mitte der 70er Jahre, als man die ersten Aspirin-Herzinfarkt-Studien veröffentlichte, berichteten Krebsforscher, daß verschiedene Arten von Tumoren, einschließlich bösartiger kolorektaler Tumore, beim Tier und beim Mensch zu einem erhöhten Prostaglandin-Spiegel führten. Das waren genau die natürlichen Substanzen, deren Bildung das Aspirin hemmte und so Herzinfarkte und ischämische Schlaganfälle verhinderte.

Schon bald testeten die Wissenschaftler prostaglandinhemmende Wirkstoffe bei kolorektalen Tumoren an Tieren, um zu sehen, ob sich mit der Verringerung der durch den Tumor gebildeten Prostaglandine sein Wachstum verlangsamen würde. Anfangs verwendete man zwei Prostaglandinantagonisten (Hemmer), Aspirin und Indometacin, eines der vielen aspirinähnlichen nichtsteroidalen Antiphlogistika (Entzündungshemmer, NSAID). Eine 1978 im *British Journal of Cancer* veröffentlichte Studie wies nach, daß die Substanzen nicht nur das Wachstum des kolorektalen Tumors bei Tieren verzögerte, sondern »in einigen Fällen eine vollständige Beseitigung des Tumors zu verzeichnen war«.

Unverzüglich wurde die Prostaglandinantagonisten-Theorie jedoch durch andere Studien in Frage gestellt, die andeuteten, daß die tumorhemmende Wirkung von Indometacin auf eine Stimulation des Immunsystems zurückzuführen sei, die die krebskranken Versuchstiere in die Lage versetzt, die Erkrankung erfolgreicher zu bekämpfen. Die Debatte – Prostaglandinhemmer/Immunstärkung – ist bis heute noch nicht entschieden.

Von 1988 bis 1991 untersuchten vier Studien die Beziehung Aspirin–kolorektales Karzinom beim Menschen. In der ersten Studie erforschten australische Wissenschaftler die Lebensweise von 715 Patienten mit kolorektalem Karzinom in Melbourne und von 727 demographisch ähnlichen gesunden Kontrollpersonen. Die Krebspatienten hatten wesentlich weniger Aspirin bzw. Präparate mit diesem Wirkstoff eingenommen. In der Zeitschrift *Cancer Research* schlußfolgerten die Forscher: »Aspirin . . . könnte sich bei der Prävention von kolorektalen Karzinomen als wirkungsvoll erweisen.«

Leider war diese Studie retrospektiv angelegt. Die Wissenschaftler gingen von Personen mit kolorektalem und ohne kolorektales Karzinom aus und richteten ihren Blick in die Vergangenheit, um herauszufinden, ob sie irgendwelche Unterschiede in der Lebensweise entdecken konnten. So interessant die Ergebnisse auch waren, retrospektive Studien sind nie so zuverlässig wie prospektive Versuche, bei denen die Personen über einen bestimmten Zeitraum hinweg beobachtet werden und daran erkennbar wird, ob die zu bewertende Behandlung eine Wirkung zeigt. Dennoch lag der Punktestand nunmehr bei einer retrospektiven Studie pro, null Studien contra.

Die zweite Studie wurde 1989 an der Universität von South California durchgeführt und war prospektiv, doch leider nicht plazebokontrolliert. Sie stützte sich auf einen Fragebogen zur Lebensweise, der 1981 von 13 987 Bewohnern von Leisure World, einem Seniorenwohngebiet in der Nähe von Los Angeles, beantwortet wurde. Mehr als sechs Jahre lang wurde die Gruppe mit Hilfe mehrerer aufeinanderfolgender Fragebögen und Krankenblätter über stationäre Behandlungen beobachtet. Im Vergleich zu denen, die kein Aspirin nahmen, traten bei den Personen, die es täglich einnahmen, 50 Prozent *mehr* kolorektale Karzinome auf.

Dieser Befund war recht beunruhigend, doch verloren seine Auswirkungen durch die anderen Ergebnisse der Studie, die genauso merkwürdig waren, an Bedeutung: Die Bevölkerung von Leisure World war »außergewöhnlich« gesund, schrieben die Wissenschaftler im *British Medical Journal*. Statistischen Tabellen zufolge hätten im Verlauf der sechs Jahre 733 Bewohner sterben müssen, doch bemerkenswerterweise starben nur 88. Im Ergebnis dessen bildete sich nur bei einer unerwartet kleinen Personenzahl ein kolorektales Karzinom, was sämtliche Erkenntnisse zu der Erkrankung in Zweifel stellte. Darüber hinaus kam die Studie zu der Erkenntnis, daß eine regelmäßige Aspirin-Einnahme auch das *Herzinfarktrisiko erhöhte*. Ein Jahr nach Veröffentlichung der Physicians' Health Study ließ dieser Befund dann doch ungläubig aufhorchen. Trotz dieser Probleme war die Leisure-World-Studie umfangreich und gut aufgebaut. Damit stand es: eine retrospektive Studie pro, eine prospektive (aber merkwürdige) Studie contra.

Die dritte Studie wurde 1991 von Forschern der Universität Boston veröffentlicht und verglich retrospektiv die Anwendung von Aspirin bei 1326 Patienten, die wegen kolorektalem Karzinom ins Krankenhaus eingewiesen wurden, mit 4891 Kontrollpersonen, von denen ein Viertel andere Krebserkrankungen hatte. Die regelmäßige Einnahme von Aspirin verringerte das Risiko eines kolorektalen Karzinoms um etwa die Hälfte, eine statistisch signifikante Verminderung. Bei den Teilnehmern, die Aspirin eine Zeitlang genommen, es jedoch mehr als ein Jahr vor Beginn der Studie wieder abgesetzt hatten, konnte keine Risikoverringerung nachgewiesen werden, was darauf schließen läßt, daß eine »Schutzwirkung nach Absetzen [des Aspirins] reversibel ist«. Diese Erkenntnis stimmt mit Ergebnissen früherer Versuche an Tieren überein. Obwohl die Studie retrospektiv aufgebaut war, resümierten die Forscher im *Journal of the National Cancer Institute*: »Die regelmäßige Einnahme von NSAID verringert die Häufigkeit von [kolorektalen] Karzinomen beim Menschen.« Der Punktestand lag jetzt bei zwei retrospektiven Studien pro und eine prospektive (aber merkwürdige) Studie contra.

Langsam begann das Pendel zugunsten von Aspirin und gegen das kolorektale Karzinom auszuschlagen, doch bevor dies sicher war, mußte erst noch eine prospektive, doppelblinde, randomisierte, plazebokontrollierte Studie veröffentlich werden. Noch 1991 erschien ein französischer Bericht über eine solche Studie in der Zeitschrift *Gastroenterology*. Die Pariser Forscher nahmen 10 junge Erwachsene mit einem Durchschnittsalter von 37 Jahren in ihre Studie auf, die an familiärer Polypose litten, der erblich bedingten kolorektalen Polypenbildung, die fast immer zu Krebs führt. Jeder erhielt vier Monate lang Sulindac, ein aspirinähnliches NSAID, und dann weitere vier Monate ein Plazebo. (Hier handelt es sich um einen »Überkreuzversuch«. Beide Behandlungsmethoden werden nacheinander »über Kreuz« auf alle Testpersonen angewandt). Während der NSAID-Behandlung zeigte sich bei neun der zehn Testpersonen eine signifikante Abnahme in Größe und Anzahl der kolorektalen Polypen. Bei sechs Patienten verschwanden die Polypen. Doch als sie auf das Plazebo umgestellt wurden, wuchsen die Polypen wieder. Trotz der geringen Anzahl der Testpersonen waren die Ergebnisse statistisch signifikant. Natürlich ist Sulindac kein Aspirin, doch verlieh diese Studie den NSAID, einschließlich der Wirksamkeit von Aspirin zur Vorbeugung kolorektaler Karzinome, zusätzliche Glaubwürdigkeit. Nunmehr stand es drei Studien pro und eine (merkwürdige) contra.

Das Pendel schlug noch weiter zugunsten von Aspirin aus, als Ende 1991 die am Anfang dieses Kapitels erwähnte Studie der American Cancer Society (ACS) erschien. In diesem großen Prospektivversuch überprüften die Forscher noch einmal die Fragebögen zu den Ernährungs- und Lebensgewohnheiten und auch zur Einnahme von Aspirin, die Anfang der 80er Jahre von mehr als 600000 Amerikaner ausgefüllt wurden. Sechs Jahre danach lag die Sterbeziffer bei kolorektalen Karzinomen unter den regelmäßigen Anwendern von Aspirin um 40 Prozent niedriger als in der Kontrollgruppe. Unter denjenigen, die Aspirin wenigstens 16mal im Monat einnahmen, waren die wenigsten Todesfälle zu verzeichnen. Der Punktestand lautete nun: vier Studien pro, eine (merkwürdige) contra.

Der riesige Umfang der ACS-Studie verlieh ihren Schlußfolgerungen Glaubwürdigkeit, die jedoch dadurch, daß sie sich auf die Erinnerung an die Medikamenteneinahme stützte, wieder eingeschränkt wurde. Zudem konzentrierte sie sich nur auf die Todesfälle durch kolorektale Karzinome, nicht auf die Diagnose dieser Erkrankung. Ein Leitartikel zur Studie nannte die Erkenntnisse »interessant«, doch höchst wenig schlüssig. Ihre eindrucksvollen Schlußfolgerungen und ihre Veröffentlichung in der größten medizinischen Fachzeitschrift des Landes ließen Millionen von krebsverängstigten Amerikaner zu ihren Medikamentenschränken eilen.

# Die große Frage: Warum?

Zum jetzigen Zeitpunkt scheint Aspirin ein vielversprechendes Mittel gegen kolorektale Karzinome zu sein. Doch sind die Argumente für seine regelmäßige Anwendung keineswegs so stark wie bei der Prävention von Herzinfarkt und Schlaganfall. Selbst wenn spätere Studien die Ergebnisse der American Cancer Society (ACS) bestätigen, werden viele Ärzte möglicherweise zögern, Aspirin für diesen Zweck zu empfehlen, und wenn auch nur, weil niemand so richtig sagen kann, wie es so wirkt. Der Theorien gibt es viele.

Aspirin bekämpft vielleicht das kolorektale Karzinom, indem es die Produktion des wachstumsfördernden Prostaglandins durch den Tumor blockiert. Möglicherweise stärkt es auch die Fähigkeit des Immunsystems, gegen den Krebs vorzugehen. Tierversuche deuten beide Möglichkeiten an, und die Forschung beim Menschen, vor allem die Untersuchung der familiären Polypose, ergab, daß beide Wirkungen möglich sind.

Dann gibt es noch die Möglichkeit, daß die krebshemmende Wirkung des Aspirins auf eine seiner gutbekannten Nebenwirkungen zurückgeht – die Förderung von gastrointestinalen (Magen-Darm-)Blutungen. Wenn sich das Kolonkarzinom entwickelt, sondert es winzige Mengen Blut ab, die mit Hilfe des von der American Cancer Society empfohlenen jährlichen Tests auf okkultes Blut im Stuhl (für jeden, der über 50 Jahre alt ist) festgestellt werden können. Wer einen solchen Test machen läßt, sollte mehrere Tage vorher kein Aspirin einnehmen, da aspirinbedingte gastrointestinale Blutungen ein fälschlich positives Testergebnis bewirken können. Doch nehmen wir einmal an, Aspirin verstärkt das Bluten des Tumors für mehrere Wochen. Wenn die Patienten jetzt einige Tage vor der Stuhluntersuchung kein Aspirin mehr einnehmen, könnte ihr Tumor doch noch bluten und einen positiven Befund produzieren, was zu zusätzlichen Tests führt, die dann die Früherkennung eines Tumors und damit eine ungewöhnlich frühzeitige Behandlung und bessere Überlebenschancen bietet. Ebenso ist es möglich, daß eine erhebliche Anzahl regelmäßiger Aspirin-Anwender das Aspirinverbot vor der Untersuchung vergessen oder ignorieren und fälschlich positive Stuhlbefunde haben. Daraufhin würden weitere Tests folgen und Tumore diagnostiziert werden, die zu klein sind, als daß sie allein zu einem positiven Testergebnis geführt hätten. Wer weiß? So lange wie der Wirkungsmechanismus von Aspirin nicht geklärt ist, wird die Frage nach seiner eventuellen Rolle bei der Prävention kolorektaler Karzinome unbeantwortet bleiben.

### Nicht Aspirin allein

Doch selbst wenn Aspirin wirksam vor kolorektalen Karzinomen schützt, ist das Medikament *kein Ersatz* für einen Abbau der mit dieser Erkrankung verbundenen Risikofaktoren.

- Wenn ein naher Verwandter an einem kolorektalen Karzinom erkrankt ist, teilen Sie dies Ihrem Arzt mit, und erwägen Sie eine häufigere Untersuchung auf kolorektale Karzinome. Trat bei einem Verwandten vor dem 50. Lebensjahr ein kolorektales Karzinom auf, besteht bei Ihnen möglicherweise eine familiäre Polypose. Bitten Sie Ihren Arzt um eine Untersuchung.
- Lassen Sie ab dem 50. Lebensjahr Ihren Stuhl jährlich auf okkultes Blut untersuchen.
- Lassen Sie, wenn Sie 50 Jahre alt sind, eine Sigmoidoskopie durchführen und diese Untersuchung alle drei Jahre wiederholen. Einer jüngeren Studie zufolge vermindert die regelmäßige Sigmoidoskopie die Anzahl der Todesfälle durch kolorektale Karzinome um 59 Prozent.
- Ernähren Sie sich fettarm, essen Sie viel Vollkornprodukte, Frischobst und Gemüse.

## KAPITEL FÜNF

# Aspirin und Schwangerschaft: Risiken und neuer Nutzen

Einst war Aspirin der Freund jeder werdenden Mutter. Millionen Frauen nahmen Aspirin als Hausmittel bei Schwangerschaftsbeschwerden. Doch in den letzten 30 Jahren deuteten viele Versuche bei Tieren und beim Menschen auf einen Zusammenhang zwischen Aspirin und einem erhöhten Risiko für verschiedene Schwangerschaftskomplikationen, einschließlich Geburtsschäden. Folge war, daß Aspirin gegen Ende der 70er Jahre als Feind der schwangeren Frauen in Verruf geriet. Der Zusammenhang zwischen Aspirin und Schädigung des Neugeborenen bleibt umstritten: Trotzdem raten die meisten Ärzte von therapeutisch wirksamen Dosierungen (alle vier Stunden zwei Tabletten) während der Schwangerschaft ab, vor allem während der letzten drei Monate, da das Medikament mit übermäßigen Blutungen während der Entbindung in Verbindung gebracht wird.

Auf der anderen Seite hat die neuere Forschung dazu geführt, daß *niedrigdosiertes* Aspirin wieder zum Freund – und oft zum Retter – der 10 Prozent Frauen geworden ist, die an schwangerschaftsinduzierter Hypertonie (SIH) leiden, ein plötzlicher Anstieg im mütterlichen Blutdruck, der bei schwangeren Frauen zu Krämpfen und bei den Babys zu ernsthaften Problemen, sogar mit Todesfolge, führen kann. 60 bis 150 mg Aspirin täglich verhindern nachweislich SIH und eine andere schwere Komplikation in der Schwangerschaft.

## Komplikationen und mögliche Geburtsschäden

Bis 1960 meinten die Ärzte, daß nur wenige Wirkstoffe die Plazenta von der Mutter zum ungeborenen Kind durchdringen. Aus diesem Grund hielt man alltägliche Präparate, insbesondere die rezeptfreien Mittel wie Aspirin, während der Schwangerschaft für sicher, bis das Gegenteil bewiesen wurde – bis Thalidomid auf den Markt kam. Thalidomid – ein vermeintlich sicheres rezeptfreies Beruhigungsmittel, wurde von Zehntausenden schwangeren Frauen in Europa eingenommen und führte dazu, daß mehr als 8000 Babys mit Mißbildungen geboren wurden. Der Thalidomid-Skandal (in Deutschland Contergan-Skandal) geriet zu dem Zeitpunkt in die Schlagzeilen, als die Food and Drug Assoziation (FDA) der USA gerade dabei war, das Präparat für den amerikanischen Markt zuzulassen. Die Zulassung wurde schnell verweigert. Die FDA bestand von Stund an auf gründlicheren Sicherheitstests der Hersteller für neue Arzneimittel. Die Vorgaben sind größtenteils noch heute in Kraft. Die Meinung zur Anwendung von Medikamenten in der Schwangerschaft begann sich der heutigen Sicht zu nähern, daß alle Präparate, auch die rezeptfreien Mittel, so lange als gefährlich für den Fetus gelten, bis das Gegenteil bewiesen ist.

Leider dauerte es sehr lange, bis sich diese Ansicht durchsetzte. Noch vor zwölf Jahren zeigte eine Untersuchung bei 50000 amerikanischen Frauen, daß 64 Prozent während der Schwangerschaft Aspirin eingenommen hatten und 30 Prozent sogar während der ersten drei Monate, in denen eine ernsthafte Schädigung des Fetus durch Medikamente am wahrscheinlichsten ist. Seitdem war man in großangelegten Aufklärungskampagnen bemüht, die Frauen von der Medikamenteneinnahme während der Schwangerschaft abzubringen, jedoch mit nur bescheidenem Erfolg. 1987 berichtete eine Studie mit 500 schwangeren Frauen, daß 46 Prozent von ihnen mindestens einmal Aspirin genommen hatte. Damit zählte Aspirin zu den drei am häufigsten bei Schwangerschaft verwendeten Präparate (neben Koffein und Paracetamol).

Schwangere Frauen begehen einen Fehler, wenn sie ohne ärztliche Anweisung eine therapeutische Dosis (alle vier Stunden zwei Tabletten) Aspirin einnehmen. Viele Studien haben gezeigt, daß dies sowohl der Mutter als auch dem Kind schaden kann.

*Blutungen bei der Entbindung.* Im Vergleich zu schwangeren Frauen, die kein Aspirin einnehmen, verlieren die Frauen, die in den zehn Tagen vor der Entbindung täglich drei bis fünf Standardtabletten eingenommen haben, ungefähr 40 Prozent mehr Blut während der Entbindung. Eine frühere Aspirin-Einnahme sowie eine geringe Dosis von bis zu 150 mg Aspirin täglich – gleich, zu welchem Zeitpunkt – erhöhen den entbindungsbedingten Blutverlust nicht. Ein überhöhter Blutverlust bedeutet eine Vergrößerung des gesundheitlichen Risikos, und angesichts der Ungewißheit über den genauen Zeitpunkt der Entbindung raten die meisten Ärzte grundsätzlich davon ab, während des letzten Schwangerschaftsdrittels einer gesunden Schwangerschaft Aspirin einzunehmen.

*Blutungen beim Neugeborenen.* Untersuchungen bei Versuchstieren und bei ausgetragenen Neugeborenen haben gezeigt, daß die Einwirkung von Aspirin auf den Fetus beim Baby zu Blutungskomplikationen führen kann. Diese Entdeckung führte zu Studien zur Auswirkung von pränatalen (vor der Geburt einsetzenden) Aspirinangaben auf das frühgeborene Baby mit sehr geringem Geburtsgewicht, von denen etwa ein Drittel Blutungen im Innern des Kopfes (intrakranielle Blutung) haben. Eine Studie mit schwangeren Frauen, die in der letzten Schwangerschaftswoche eine bis fünf Aspirin-Tabletten eingenommen hatten, zeigte bei deren frühgeborenen Kindern mehr als doppelt so viele intrakranielle Blutungen, als statistisch gesehen zu erwarten war. Ungefähr neun Prozent der amerikanischen Kinder sind Frühgeburten, und etwa ein Prozent – jedes Jahr 40 000 Babys – haben ein sehr geringes Geburtsgewicht. Wenn Aspirin das Risiko einer intrakraniellen Blutung verdoppelt, könnte das Präparat jedes Jahr für Tausende von Fällen verantwortlich sein. Das ist ein weiterer Grund, warum Ärzte von der Aspirin-Einnahme während des letzten Schwangerschaftsdrittels abraten. (Die Einnahme von Paracetamol während der Schwangerschaft wird nicht mit intrakraniellen Blutungen assoziiert.)

*Übertragene Schwangerschaft.* Besteht die Gefahr vorzeitiger Wehen, sind die Ärzte bemüht, die Schwangerschaftsdauer zu verlängern. Doch ist der Entbindungstermin bereits überschritten, kann die längere Schwangerschaft problematisch werden. Die Prostaglandine spielen eine Rolle bei den Kontraktionen der Gebärmutter und bei der Öffnung des Gebärmutterhalses kurz vor der Entbindung. Da Aspirin in die Wirkung der Prostaglandine eingreift, fragten sich die Wissenschaftler, ob es nicht auch die Wehen hinauszögern könnte. Mehrere Tierversuche bestätigten diese Theorie, und zwei Studien mit Patientinnen, die an rheumatoider Arthritis litten und während der Schwangerschaft regelmäßig Aspirin einnahmen, ergaben, daß die Babys etwa eine Woche später als üblich geboren wurden. Oder anders ausgedrückt: Normalerweise liegt das Risiko einer späten Entbindung bei 4 Prozent, bei einer regelmäßigen Einnahme von Aspirin erhöht sich das Risiko auf 16 Prozent.

*Längere Wehendauer.* Niemand wünscht sich lange Wehen. Eine Studie konnte keinen Unterschied zwischen den Wehen bei regelmäßigen Anwendern von Aspirin und Nichtanwendern feststellen. Doch eine andere Studie ergab, daß im Vergleich zu gesunden Frauen, deren Wehen im Durchschnitt sieben Stunden anhielten, jene mit rheumatoider Arthritis 12 Stunden in den Wehen lagen – um 70 Prozent länger. Bei keiner der gesunden Frauen dauerten die Wehen länger als 24 Stunden, was jedoch bei 17 Prozent der Arthritis-Gruppe der

Fall war. Längere Wehen sind ein weiterer Grund dafür, daß schwangere Frauen das von den Ärzten am meisten empfohlene Schmerzmittel nicht nehmen sollten. (Niedrigdosiertes Aspirin verlängert die Wehen nicht.)

*Geburtsschäden.* 1959 wurde in Tierversuchen (Rattenjungen) erstmals nachgewiesen, daß Aspirin zu Geburtsschäden führt. Seitdem haben viele Studien diese Auswirkungen bestätigt. Die meisten aspirinbedingten Geburtsschäden betreffen Fehlfunktionen des Herzens. Epidemiologen halten Aspirin jetzt für eine »definitive« Ursache für Geburtsschäden bei Tieren. Die Wirkung des Präparats beim Menschen ist weit weniger eindeutig – die Studien gehen in beide Richtungen. Einige weisen kein erhöhtes Risiko von Geburtsschäden bei Babys von Frauen aus, die während der Schwangerschaft Aspirin einnahmen. Andere wiederum, vor allem Studien zur Einnahme von Aspirin im ersten Schwangerschaftsdrittel, verweisen auf eine unerwartet hohe Zahl von Neugeborenen mit Herzproblemen, Gaumenspalten sowie anomalen Händen und Füßen. Bei Überprüfungen wurde die Qualität der Studien zu aspirinbedingten Geburtsschäden wiederum in Frage gestellt. Doch Vorbeugen ist besser als Heilen. Schwangere Frauen sollten Aspirin nur auf Verordnung ihres Arztes nehmen.

## Niedrigdosiertes Aspirin: Prävention von schwangerschaftsinduzierter Hypertonie

Nach der zwanzigsten Schwangerschaftswoche kommt es bei ungefähr 20 Prozent der Frauen zu einem erhöhten Blutdruck – eine Erkrankung, die man früher als Schwangerschaftstoxikose bezeichnete, heute jedoch »schwangerschaftsinduzierte Hypertonie« (SIH) nennt. Bei der SIH gibt es drei Schweregrade. Bei einigen Frauen ist der Bluthochdruck das einzige Symptom. Bei anderen kommt es zusammen mit der Hypertonie zu einer Flüssigkeitsansammlung (Ödem) und/oder Eiweiß im Urin (Proteinurie), was zu einer EPH-Gestose (Präeklampsie) führt, die das Risiko des Todes der Mutter sowie der Wachstumsverzögerung und des Todes des Fetus wesentlich erhöht. In schweren Fällen löst SIH Krämpfe (Eklampsien) aus, die die Risiken für Mutter und Kind noch erhöhen.

Schätzungsweise 20 Prozent der schwangerschaftsbedingten Todesfälle bei den Müttern werden durch SIH verursacht. Noch 1989 bezeichnete ein bekanntes Lehrbuch zur Geburtshilfe diese Erkrankung »als eines der größten ungelösten Probleme der Geburtshilfe«. Vor kurzem wurde das Rätsel gelöst, und heute rettet niedrigdosiertes Aspirin das Leben von Tausenden Müttern und Feten.

SIH kann sich bei jeder Frau herausbilden, doch es gibt Risikofaktoren:

*Erstschwangerschaften.* Etwa zwei Drittel der Frauen mit SIH haben noch kein Kind ausgetragen.

*Alter.* Verglichen mit Frauen von 20 bis 30 Jahren besteht bei schwangeren Frauen im Alter über 40 ein dreimal so hohes Risiko einer SIH – zehn Prozent gegenüber drei Prozent.

*Rasse.* Bei weißen Frauen besteht das geringste Risiko einer SIH. Frauen spanischer Abstammung entwickeln sie etwas häufiger. Am stärksten gefährdet sind Afroamerikanerinnen.

*Vererbung.* Bei Töchtern von Frauen mit SIH besteht ein erhöhtes Risiko.

Jahrzehntelang haben Geburtshelfer und viele andere über die Ursachen von SIH spekuliert. »Jeder, vom Allergologen bis zum Zoologen, hat eine Theorie unterbreitet«, sagte F. Gary Cunningham, M. D., Leiter der Sektion Geburtshilfe und Gynäkologie am Southwestern Medical Center der Universität von Texas. Doch aus keinem der vorgeschlagenen Wirkungsmechanismen konnte eine effektive Therapie abgeleitet werden, so daß die Theorien wieder verworfen wurden.

Schon 1979 veröffentlichten italienische Forscher in *The Lancet* einen allerdings wenig beachteten Bericht zu einem interessanten Aspekt der Wirkung von Aspirin auf die Blutgerinnung. Wie in Kapitel 1 erläutert, setzen die Zellen an der Wundstelle eines geplatzten und blutenden Gefäßes Arachidonsäure frei. Das Enzym Zyklooxygenase wandelt sie in das Prostaglandin Thromboxan-$A_2$ um, das die Thrombozytenaggregation (Zusammenballung der Blutplättchen) und Gerinnung auslöst. Aspirin greift in die Wirkung der Zyklooxygenase ein und hemmt die Bildung von Thromboxan. Das ist auch die Grundlage für seine Wirksamkeit gegen den Herzinfarkt, den ischämischen Schlaganfall und andere thrombotische Erkrankungen. Doch entsteht beim Kontakt von Arachidonsäure mit Zyklooxygenase nicht nur das Prostaglandin Thromboxan. Ein weiteres Produkt dieser Vereinigung ist das Prostazyklin. Ganz spontan könnte man jetzt meinen, das Einwirken von Aspirin auf die Zyklooxygenase würde sowohl die Bildung von Thromboxan als auch von Prostazyklin hemmen. Doch wiesen die italienischen Forscher nach, daß Aspirin zwar die Synthese von Thromboxan völlig abbricht, es aber die Bildung von Prostazyklin nur geringfügig reduziert.

Anfang der 80er Jahre belegten Studien, daß Thromboxan mehr bewirkt, als nur die Thrombozytenaggregation auszulösen. Es verengt zugleich die Blutgefäße (Vasokonstriktion). Prostazyklin auf der anderen Seite erweitert sie (Vasodilatation). Vasokonstriktoren erhöhen den Blutdruck, da das Herz stärker pumpen muß, um das Blut durch die verengten Gefäße zu drücken. Vasodilatatoren senken den Blutdruck, da das Blut jetzt leichter durch die erweiterten Gefäße fließen kann und das Herz nicht so schwere Arbeit leistet.

Die Wirkungen von Thromboxan und Prostazyklin auf die Blutgefäße wurden erst 1985 mit SIH in Verbindung gebracht, als Scott Walsh aus dem Bundesstaat Michigan bei Frauen mit dieser Erkrankung einen unerwarteten Aspekt entdeckte. Bei gesunden Schwangerschaften erhöhen sich die Spiegel von Thromboxan und von Prostazyklin gleichzeitig. Doch bei Frauen mit SIH erhöht sich der Thromboxan-Spiegel, ohne daß das Prostazyklin Schritt hält. Walsh spekulierte im *American Journal of Obstetrics and Gynecology*, daß diese Diskrepanz eine SIH erklären könnte. Ein außergewöhnlich niedriger Spiegel des gefäßerweiternden Prostazyklin würde den relativen Überschuß des gefäßverengenden Thromboxan nicht mehr kompensieren, so daß im Endergebnis eine Gefäßverengung eintritt und der Blutdruck ansteigt. Wenn Walsh recht hat, dann könnte ein selektiver Thromboxanantagonist, der das Prostazyklin nicht vermindert, das normale Verhältnis zwischen den beiden Prostaglandinen wiederherstellen und eine SIH verhindern. Es gab nur ein solches Mittel – Aspirin.

Zu der Zeit, da diese Studie veröffentlicht wurde, wußte man bereits aus der Aspirin-Herzinfarkt-Forschung, daß niedrigdosiertes Aspirin das Thromboxan hemmt. In Anbetracht der potentiell tödlichen Folgen von SIH schien Aspirin einen Versuch wert zu sein, auch wenn dabei die Gefahr einiger der vorher in diesem Kapitel besprochenen Komplikationen besteht. Von 1985 bis 1990 untersuchten sechs kleinere klinische Versuche die Auswirkungen von täglich verabreichtem, niedrigdosiertem Aspirin auf SIH-gefährdete schwangere Frauen im zweiten und dritten Schwangerschaftsdrittel.

- 1985 ergab eine französische Studie mit 102 beteiligten Frauen, wovon die Hälfte, die 150 mg Aspirin einnahm, keine SIH bekam, während in der nicht behandelten Kontrollgruppe 6 Fälle auftraten.
- 1986 erschien ein Bericht holländischer Forscher über 46 Frauen. Bei 23 Frauen, die mit 60 mg Aspirin behandelt wurden, gab es zwei Fälle von leichter SIH. In der anderen Gruppe, die das Medikament nicht einnahm, traten 12 Fälle mit SIH auf einschließlich eines Falles mit Krämpfen.
- Eine Untersuchung bei 48 Schwangerschaften durch das

gleiche holländische Forscherteam ergab zwei Fälle leichter SIH in der Gruppe, die mit 75 mg Aspirin behandelt wurde und vier Fälle in der gleichgroßen Kontrollgruppe.

- Italienische Forscher gaben in einem Bericht zu 33 Frauen aus dem Jahre 1989 an, daß in der Hälfte, die 60 mg Aspirin erhielt, kein Fall von SIH auftrat, während in der unbehandelten Kontrollgruppe drei Frauen erkrankten.

- In einer weiteren Studie von 1989 berichteten israelische Forscher, daß von den 65 schwangeren Frauen in der mit 100 mg Aspirin behandelten Gruppe vier Frauen an SIH erkrankten, verglichen mit 11 Fällen in der gleichgroßen Kontrollgruppe.

- Schließlich traten in einer britischen Studie von 1990 mit 100 Frauen in der Hälfte, die 75 mg Aspirin erhielt, nur 6 Fälle von SIH auf, während es in der nichtbehandelten Kontrollgruppe zu 13 Erkrankungen kam.

Fünf der sechs SIH-Befunde waren statistisch signifikant. Außerdem zeigte sich bei keiner der sechs Studien eine signifikante Zunahme der Blutungskomplikationen unter den mit Aspirin behandelten Frauen bzw. den Babys. Und alle sechs Untersuchungen ergaben, daß bei den Aspirin-Patientinnen die Schwangerschaft länger andauerte (das bedeutet ein geringeres Risiko der gesundheitlich riskanten Frühgeburt) und die Neugeborenen ein größeres Geburtsgewicht hatten (das bedeutet ein geringeres Risiko eines bedrohlich geringen Geburtsgewichts).

Leider war an allen sechs Studien nur eine relativ kleine Zahl von Frauen beteiligt, wodurch Versuchsfehler möglich sind. Eine Meta-Analyse aus dem Jahre 1991, die in *The Journal of the American Medical Association* veröffentlicht wurde, schloß diese Möglichkeit endgültig aus. Forscher der Case Western Reserve kombinierten die Befunde der sechs Studien und kamen zu dem Ergebnis, daß eine Aspirin-Behandlung das SIH-Risiko um 65 Prozent und das Riskio eines sehr geringen Geburtsgewichts um 44 Prozent reduzierte. Daneben betonten die Forscher der Case Western Reserve, daß Frauen mit SIH oft durch Kaiserschnitt entbinden müssen, der ein größeres gesundheitliches Risiko birgt und viel kostenaufwendiger ist als die normale Entbindung. Durch die Verminderung des Risikos einer SIH senkte die Aspirin-Behandlung ebenfalls die Zahl der Kaiserschnitte um 66 Prozent. »Niedrigdosiertes Aspirin«, schrieben die Forscher der Case Western Reserve, »ist eine hochwirksame und sichere prophylaktische Behandlung bei SIH und ihren Komplikationen.«

### Niedrigdosiertes Aspirin – zwei weitere Vorteile

Aspirin wurde auch erfolgreich bei der Behandlung von zwei weiteren ernsthaften Schwangerschaftskomplikationen eingesetzt – der Plazentainsuffizienz und bei dem Lupus-Antikoagulans-Abort.

Die Plazenta (der Mutterkuchen) ist das Organ in der Gebärmutter, das den Fetus mit der Mutter verbindet. Sie entnimmt dem mütterlichen Blutkreislauf Nährstoffe und Sauerstoff und transportiert diese über die Nabelschnur zum Fetus. Zugleich nimmt sie Abfallstoffe des Fetus auf und schickt sie zur Ausscheidung zur Mutter zurück. Die Plazenta entwickelt sich mit dem Wachstum des Fetus und wird kurz nach der Entbindung ausgestoßen. Bei der Plazentainsuffizienz arbeitet die Plazenta nicht ausreichend, und der Fetus wird ungenügend ernährt. Dadurch kommt es zu einer Wachstumsverzögerung und einem geringen Geburtsgewicht und, in schweren Fällen, zum Tod des Fetus. Über die Ursachen der Plazentainsuffizienz sind sich die Wissenschaftler noch nicht sicher, doch spielt ein Ungleichgewicht zwischen Thromboxan und Prostazyklin vermutlich die Schlüsselrolle, da eine Reihe von Studien erwiesen haben, daß die niedrigdosierte Aspirin-Behandlung eine leichte bis mittlere Wachstumsverzögerung des Fetus »erheblich verringerte« und den Zustand des Neugeborenen »signifikant verbesserte«.

## KAPITEL SECHS

# Neue Anwendungsmöglichkeiten von Aspirin

In der Zukunft wird Aspirin vielleicht nicht nur für die Prävention von Herzinfarkt, Angina pectoris, Schlaganfall, Multiinfarkt-Demenz, anderen Herz-Kreislauf-Erkrankungen, kolorektalem Karzinom und schwangerschaftsbedingter Hypertonie eingesetzt werden. Die Wissenschaftler untersuchen zur Zeit weitere faszinierende Möglichkeiten.

Die in diesem Kapitel zusammengefaßten Erkenntnisse sind noch nicht gesichert. Wenn Sie bei sich eine der erwähnten Störungen feststellen, sollten Sie Ihren Arzt darauf ansprechen, daß Aspirin helfen könnte – viele Ärzte kennen diese Forschungen nicht – und auf die entsprechenden Zeitschriftenartikel im Literaturverzeichnis zu diesem Kapitel am Ende des Buches hinweisen. Ohne ärztliche Zustimmung sollten Sie nicht regelmäßig Aspirin einnehmen. Wenn man aber davon ausgeht, daß bei Ihnen keine gesundheitlichen Probleme bestehen, die die Anwendung von Aspirin ausschließen, könnte Ihr Arzt auch Ihnen dazu raten.

## Aspirin könnte zur Verhinderung einer Migräne beitragen

Die im ersten Kapitel besprochenen Studien, die britische Doctors' Study und die amerikanische Physicians' Health Study, haben nicht nur bewiesen, daß niedrigdosiertes Aspirin Herzinfarkte bei gesunden Männern verhindert, sie sahen darüber hinaus eine Verbindung zwischen einer regelmäßigen Aspirin-Einnahme und der Verhinderung von Migräne.

117

Im Vergleich zum Herzinfarkt sind Migräneanfälle aus medizinischer Sicht von geringerer Bedeutung, stellen jedoch für mehr als 25 Millionen Frauen und 8 Millionen Männer in den USA eine äußerst schmerzhafte Belastung dar. Migräne bringt heftige, manchmal lähmende, pochende, meist einseitige Kopfschmerzen mit sich, die mehrere Stunden bis zwei Tage andauern und oft von Übelkeit und Erbrechen begleitet sind. Die Ursachen der Migräne sind noch nicht völlig erforscht. Bevor eine Migräne eintritt, verengen sich die kleinen Arteriolen im Gehirn (Arteriolen) und vermindern so die zerebrale Blutversorgung. Die Migräne ist keine typische erbliche Erkrankung, tritt aber häufig innerhalb von Familien auf. Bei mehr als 60 Prozent der Migräne-Patienten besteht eine familiäre Anamnese mit schweren Kopfschmerzen. Gelegentlich wird die Migräne durch besondere Umstände ausgelöst: Sport, seelische Belastung, Aufenthalt in grellem Sonnenlicht, Antibabypille, prämenstruelle Flüssigkeitsansammlung im Gewebe, Alkohol (vor allem Rotwein), Milch und Weizenprodukte sowie Koffein (Kaffee, Tee, Schokolade, Colagetränke und einige rezeptfreie Medikamente, zum Beispiel die Kombination von Aspirin – Koffein bei Anacin und die Kombination von Aspirin – Paracetamol – Koffein bei Excedrin).
1977 entdeckten Forscher, daß Migräneanfälle scheinbar mit Veränderungen in der Zusammenballung der Blutplättchen einhergehen, und im darauffolgenden Jahr erbrachte eine im *The Lancet* veröffentlichte plazebokontrollierte Studie, daß eine regelmäßige Einnahme die Häufigkeit der Anfälle um 50 Prozent verringert. Doch stützte sich dieser Befund lediglich auf zwölf Testpersonen – zu wenig, um viel Beachtung zu finden.
In den 80er Jahren konzentrierten die Migräneforscher ihre vorbeugenden Maßnahmen vor allem darauf, die verengten Arteriolen zu entspannen und verordneten mehr als 20 verschiedene Medikamente, insbesondere zur Kontrolle des Blutdrucks. Die Blutplättchen-Hypothese verlor ihre Anziehungskraft.

Sie wurde 1988 durch die beiden Ärztestudien auf überzeugende Weise wiedererweckt. Beide waren große klinische Versuche, und beide verwendeten einen modernen prospektiven, randomisierten, doppelblinden, plazebokontrollierten Studienaufbau. In der britischen Studie berichteten die Aspirin-Patienten über 30 Prozent weniger Migräneanfälle. In der amerikanischen Studie lag dieser Wert bei 20 Prozent.

Es ist anzunehmen, daß bei beiden Studien die gerinnungshemmende, der Zusammenballung der Blutplättchen entgegengerichtete Wirkung von Aspirin ursächlich das Nachlassen der Migräneanfälle bedingte, doch als diese Zeilen geschrieben wurden, blieben noch viele Fragen offen. Dennoch gelangten die Forscher, die die amerikanischen Daten auswerteten, in der Zeitschrift *Journal of the American Medical Association* zu dem Schluß, daß »die Migräne zumindest teilweise durch die Wirkung der Blutplättchen« ausgelöst wird. Aspirin sollte bei der Migräne-Prophylaxe »in Erwägung gezogen werden«.

Andere Studien haben gezeigt, daß Betablocker, ein Blutdruckpräparat, Aspirin in der Wirksamkeit bei der Verhinderung von Migräne übertreffen. Doch gibt es kein Migräne-Präparat, das bei jedem hilft. Möglicherweise ist Aspirin nicht das, sondern ein Mittel der Wahl Ihres Arztes zur Migräne-Prophylaxe, es sollte mit auf seiner Liste stehen.


### Aspirin könnte helfen, den grauen Star zu verhindern

Der graue Star (Katarakt) ist eine stellenweise Trübung der Augenlinse in der normalerweise klaren Linse. Wenn sich ein grauer Star herausbildet, beeinflußt er die Wahrnehmung der Farben und läßt die Welt zunehmend grau erscheinen. Am Tage erkennt man die Gegenstände immer undeutlicher, als ob sie hinter einem Dunstschleier verborgen wären. Nachts wird das Autofahren anfangs problematisch, dann unmöglich, da die Gegenstände im Scheinwerferlicht entgegenkommender Fahrzeuge verschwinden. Wird der graue Star nicht behandelt, kann er zur Erblindung führen. Der graue Star hat nichts mit einer Überanstrengung des Auges zu tun. Er entwickelt sich für gewöhnlich langsam über mehrere Jahre hinweg, kann aber innerhalb weniger Monate schnell fortschreiten.

Beim Katarakt unterscheidet man verschiedene Typen. Drei Viertel aller Fälle betreffen jedoch den altersbedingten Katarakt (Altersstar). Meistens bilden sich in beiden Augenlinsen Trübungen, wobei typischerweise ein Auge mehr betroffen ist als das andere. Zu den anderen Risikofaktoren zählen: Rauchen, Diabetes, Kurzsichtigkeit (Myopie), eine Familienanamnese, bestimmte Augenverletzungen, die Einnahme kortikosteroider Medikamente und Strahlenbelastung.

Wenn die Sehkraft zu stark eingeschränkt wird, kann die getrübte Linse operativ entfernt und durch eine künstliche Linse ersetzt werden, oder der Patient erhält eine Spezialbrille bzw. Kontaktlinsen. Jedes Jahr wird bei etwa einer Million Amerikanern eine Staroperation durchgeführt, mit einem Kostenaufwand von ungefähr 2,5 Milliarden Dollar.

Bis zum Ende der 70er Jahre glaubten die Ärzte, daß eine Vorbeugung des Altersstars nicht möglich ist. Doch 1991 wies die gleiche epidemiologische Analyse, die Rauchen und Strahlenbelastung als wichtige Risikofaktoren für den Katarakt kennzeichnete, auf den prophylaktischen Wert des Nichtrauchens und des Tragens eines Augenschutzes hin. Sie erbrachte zugleich ein vermindertes Risiko für die Personen, deren Ernährung reich an den Vitaminen A, C, E, an Riboflavin, Niazin, Thiamin und Eisen ist, sowie für jene, die mindestens einmal wöchentlich ein Multivitaminpräparat einnehmen. In den vergangenen zehn Jahren haben sich die Argumente gehäuft, daß auch Aspirin zur Verhinderung des Katarakts beiträgt.

Diese Wirkung von Aspirin wurde erstmals beobachtet, als 1981 zwei Studien unabhängig voneinander eine überraschend geringe Anzahl von Katarakten bei Patienten mit rheumatoider Arthritis dokumentierten, die ja ihr Leben lang Aspirin in hohen Dosen einnehmen. Sollte Aspirin wirklich zur Verhinderung von Katarakten beitragen, so bleibt der Wirkungsmechanismus doch unklar. Vermutlich greift Aspirin auf irgendeine Weise in die chemischen Veränderungen, die zur Linsentrübung führen, ein.

Das Problem Aspirin und Katarkt wurde nur von wenigen Studien weiter verfolgt. Die Ergebnisse sind nicht schlüssig:

- Ein Bericht aus dem Jahre 1982 über 2675 Teilnehmer an der Framingham Eye Study, einem Ableger der besser bekannten Framingham Heart Study, erbrachte keine kataraktverhütende Wirkung durch Aspirin. Jedoch folgte der Veröffentlichung in der Zeitschrift *Ophthalmology* eine Kritik, die diese Studie wegen angeblich mangelhafter Versuchsmethoden für »ungültig« erklärte.

- Eine 1989 durchgeführte Untersuchung von zwölf Katarakt-Patienten, die von indischen Forschern veröffentlicht wurde, erbrachte im Vergleich zur Kontrollgruppe, daß eine Standardtablette Aspirin dreimal täglich eingenommen die Entwicklung des Katarakts wesentlich verlangsamt. Doch läßt die geringe Größe des Prüfkollektivs Zweifel an der Gültigkeit der Befunde aufkommen.

- Eine Studie britischer Wissenschaftler von 1988 zu 1031 Katarakt-Patienten zeigte, daß die regelmäßige Einnahme von Aspirin (und Ibuprofen) »mit der Halbierung des Risikos einer Kataraktentwicklung verbunden war«.

- Doch erwies sich ein Bericht des Jahres 1991, der sich auf die 22071 Teilnehmer an der Physicians' Health Study stützte, als Enttäuschung. Die Ärzte in der Aspirin-Gruppe erkrankten zwar nicht so häufig an Katarakten und mußten auch 20 Prozent weniger Staroperationen über sich ergehen lassen, die Unterschiede waren jedoch statistisch nicht signifikant. Trotzdem »konnten die Forscher eine kleine bis mittlere Wirkung des jeden zweiten Tag eingenommenen, niedrigdosierten Aspirin nicht ausschließen«.

121

In Anbetracht der Häufigkeit der Katarakte und der Zahl und Kosten von Staroperatioen verdient die Verbindung Aspirin – Katarakt ein weiteres Studium. Wenn Sie einen grauen Star haben oder Risikofaktoren bestehen, sollten Sie Ihren Arzt fragen, ob eine Einnahme von Aspirin angeraten ist. Wenn es Ihnen nicht schadet, kann es Ihnen vielleicht helfen.

## Aspirin könnte die Bildung von Gallensteinen verhindern

Gallensteine sind feste Kügelchen, die sich in der Gallenblase bilden, die sich im rechten oberen Teil des Bauches unter dem Brustkorb befindet. Einige Gallensteine verursachen große Schmerzen, die meistens eine halbe Stunde nach dem Essen einsetzen, einen heftigen Höhepunkt erreichen und dann nach etwa einer Stunde wieder abklingen. Fieber und Erbrechen sind ebenfalls möglich.

Ungefähr 20 Millionen Amerikaner – größtenteils Frauen – haben Gallensteine, und jedes Jahr werden eine Million neuer Fälle diagnostiziert. Bis vor kurzem noch mußten die Gallensteine jedes Jahr bei 300 000 Amerikanern operativ entfernt werden, und 6000 starben an operationsbedingten Komplikationen. Heute kommen immer häufiger neue steinauflösende Präparate und eine nichtoperative Stoßwellenbehandlung (Lithotripsie) zum Einsatz. Trotzdem wird auch weiterhin die Gallenblase operiert. Zum Glück lassen sich die meisten Gallensteine vermeiden.

Die Gallenblase speichert die Galle, ein von der Leber gebildetes Sekret, das den Körper bei der Fettverdauung unterstützt. Die Gallenflüssigkeit besteht aus vielen Substanzen, von denen jedoch das Cholesterin am häufigsten Gallensteine verursacht. In ungefähr 75 Prozent der Fälle werden die Steine durch das Cholesterin gebildet. Die Cholesterinkonzentration in der Galle erhöht sich mit dem Östrogen, dem weibliche Sexualhormon. Aus diesem Grund tritt der Gallenstein bei Frauen häufiger auf als bei Männern. Alles, was zur

Erhöhung des Östrogenspiegels bei der Frau führt – Schwangerschaft, Antibabypillen oder eine Östrogen-Substutitionsbehandlung nach der Menopause – erhöht das Risiko der Frau, Gallensteine zu bekommen.

Zu den weiteren Risikofaktoren zählen: Rauchen, Diabetes, Übergewicht, Bluthochdruck und eine fettreiche Ernährung, die den Cholesterinspiegel erhöht. Eine Einschränkung dieser Risikofaktoren trägt zur Verhinderung von Gallensteinen bei. Aspirin könnte ebenfalls dazu beitragen – Tierversuche Anfang der 80er Jahre haben ergeben, daß eine Aspirin-Behandlung Gallensteine verhüten hilft.

1988 befragten europäische Forscher Gallenstein-Patienten und stellten fest, daß die regelmäßige Anwendung von nichtsteroidalen Antiphlogistika (NSAID) die Wahrscheinlichkeit eines Wiederauftretens bedeutend verringert. Von den zwölf regelmäßigen Anwendern von NSAID nahmen fünf täglich Aspirin in einer Dosis von 400 bis 1200 mg (in etwa eine bis vier Standardtabletten).

Doch zwei UCLA-Studien sind zu einer anderen Erkenntnis gekommen. In einem Bericht aus dem Jahre 1988 wiesen Forscher nach, daß Aspirin (täglich 1300 mg, vier Standardtabletten) zwar die chemischen Veränderungen in der Gallenflüssigkeit, die der Bildung von Gallensteinen vorangehen, unterdrückte, die Anzahl der gebildeten Gallensteine jedoch unverändert blieb. Und eine erneute große Analyse der 4524 Teilnehmer an der AMIS-Studie (siehe Kapitel 1) zeigte 1991, daß, verglichen mit der Kontrollgruppe, bei den Patienten mit einer täglichen Dosis von 1000 mg Aspirin (etwa drei Standardtabletten) die gleiche Wahrscheinlichkeit einer stationären Einweisung wegen Gallensteinen bestand, was einer Schutzwirkung durch Aspirin widersprach.

Zum jetzigen Zeitpunkt kann man noch nicht davon ausgehen, daß Aspirin die Bildung von Gallensteinen wirksam verhindert. Andererseits konnte auch nicht nachgewiesen werden, daß es völlig wirkungslos ist. Wenn Sie Gallensteine hatten oder bei Ihnen Risikofaktoren bestehen, fragen Sie

Ihren Arzt, ob für Sie die Einnahme von Aspirin zweckmäßig wäre.

## Aspirin könnte dazu beitragen, diabetesbedingten Augenproblemen vorzubeugen

Schätzungsweise 12 Millionen Amerikaner leiden an Diabetes (Zuckerkrankheit), und diese Erkrankung steht jährlich mit mehr als 250000 Todesfällen in Zusammenhang. Damit stellt der Diabetes eine der gravierendsten medizinischen Probleme des Landes dar. Zur Erkrankung kommt es, wenn der Körper die Produktion des Bauchspeicheldrüsenhormons Insulin einstellt oder er nicht mehr in der Lage ist, das von ihm produzierte Insulin zu verarbeiten. Ohne Insulin können die Zellen den Blutzucker (Glukose), den Hauptenergielieferanten des Körpers, nicht mehr verwerten. Er sammelt sich im Blutkreislauf an und wird schließlich mit dem Urin ausgeschieden. Der hohe Zuckergehalt des Urins zieht Wasser aus dem Körper, was zu einem erhöhten Harndrang und Durst führt. Der Diabetes greift auch in die Fettverdauung des Körpers ein und erhöht das Risiko von Arteriosklerose und infolgedessen von Herzerkrankung und Schlaganfall. Zudem verengen sich bei Diabetes die kleinen Blutgefäße des Körpers, was die Durchblutung vermindert und sich negativ auf die Wundheilung auswirken und zu Nierenerkrankungen sowie Problemen mit den Füßen und Augen (Retinopathie) führen kann.

Bei der diabetesbedingten Retinopathie (Retinopathia diabetica) stirbt ein Teil der Blutgefäße in der nervenreichen Netzhaut (Retina) ab, während andere bluten und so die Sehkraft vermindern. Die Regulierung des Blutzuckers, entweder durch eine besondere Ernährung oder Insulinspritzen, trägt zur Verhinderung einer Retinopathie bei. Wird die Retinopathie früh erkannt, kann man sie möglicherweise mit Hilfe der Laserchirurgie wieder korrigieren. Trotzdem zeigen sich 15

124

Jahre nach der Diagnose bei zwei Dritteln der Diabetiker Symptome für Augenschäden, und jedes Jahr erblinden ca. 5000 Amerikaner infolge der Retinopathia diabetica.

Da die meisten Diabetiker an einer Herz-Kreislauf-Erkrankung sterben, haben die Diabetologen aufmerksam die Aspirin-Herzinfakt- und Aspirin-Schlaganfall-Forschung verfolgt. Als sich der prophylaktische Wert von Aspirin zu bestätigen schien, begannen sie, es auch den Diabetikern zu empfehlen. Doch da gab es einen Haken. Viele Ärzte fürchteten, daß die regelmäßige Anwendung von Aspirin bei Diabetikern eine beunruhigende Nebenwirkung aufzeigen könnte: Zwar ein geringeres Risiko für Herzinfarkt und Schlaganfall, aber möglicherweise ein *erhöhtes* Risiko der Erblindung, wenn die gerinnungshemmende Wirkung des Aspirins zu einem vermehrten Bluten im Auge führt.

Glücklicherweise konnte man bei den Diabetikern, die Aspirin zur Prophylaxe gegen Herz-Kreislauf-Erkrankungen einnahmen, kein signifikant größeres Risiko einer Retinopathie feststellen. Tatsächlich deuteten Studien Anfang der 80er Jahre darauf hin, daß die Retinopathie scheinbar mit übermäßig haftfähigen Blutplättchen in Zusammenhang steht, was die Hoffnung nährte, daß Aspirin möglicherweise *sowohl* Herz-Kreislauf-Erkrankungen *als auch* diabetesbedingten Augenschäden vorbeugen könnte.

Bis zur Drucklegung der amerikanischen Ausgabe waren zwei Aspirin-Retinopathie-Studien veröffentlicht worden – mit widersprüchlichen Ergebnissen:

- Eine britisch-französische Untersuchung von 1989 an 475 Diabetikern mit einsetzender Retinopathie ergab, daß im Vergleich zur Kontrollgruppe bei den Patienten, die über drei Jahre hinweg dreimal täglich 330 mg Aspirin (etwa eine Standardtablette) einnahmen, es zu einer wesentlich geringeren Verschlechterung der Sehkraft kam.
- Doch in einer zehnjährigen Studie, die 1991 vom amerikanischen National Eye Institute veröffentlicht wurde, konnten

die Forscher keine Schutzwirkung feststellen. Untersucht wurden 3711 Diabetiker mit Retinopathie. Im Vergleich zur Plazebo-Gruppe trat in der Aspirin-Gruppe (täglich 650 mg, zwei Standardtabletten) ein gleichstarkes progressives Nachlassen der Sehkraft ein.

Die Studie des National Eye Institute hat aufgrund ihrer Größe und ihres längeren Beobachtungszeitraumes ein größeres wissenschaftliches Gewicht als die europäische Studie. Trotzdem bleibt die Frage nach einer Wirkung von Aspirin auf die diabetesbedingte Retinopathie offen. Wenn Sie Diabetes haben, sollten Sie Ihren Arzt fragen, ob Aspirin bei Ihnen angeraten wäre.

### Die widersprüchliche Wirkung auf das Immunsystem

Bis zu Beginn der 80er Jahre, als sich AIDS zu einem ernsten Weltgesundheitsproblem entwickelte, wußten nur wenige medizinische Laien etwas vom Immunsystem, dieser komplexem Ansammlung weißer Blutkörperchen (Leukozyten), Antikörper und Dutzender anderer Eiweiße (Proteine), die den Körper vor Krankheiten schützen. Die Zerstörung des Immunsystems durch das AIDS-Virus hat ein ungeheures Interesse am körpereigenen Abwehrsystem geweckt – und an allem, das es stärken könnte. Mitte der 70er Jahre sah es so aus, als ob Aspirin das Immunsystem schwächte. Doch in den späten 80er Jahren kamen die Forscher zu der Auffassung, daß Aspirin eine stimulierende und antivirale (gegen die Viren gerichtete) Wirkung hat. Die neueste Studie deutet dagegen wieder auf eine immunschwächende Wirkung.
Schon 1975 zeigte eine Untersuchung von Forschern der Universität von Illinois zum Nutzen von Aspirin bei Erkältungen, daß im Vergleich zu erkälteten Patienten, die kein Aspirin einnahmen, die Aspirin-Patienten mehr Viren ausschieden und damit vermutlich eher zur Ausbreitung der Erkältung

beitragen. Die Wissenschaftler schlußfolgerten, daß die Anwendung von Aspirin bei einer Erkältung ein »epidemiologisches Risiko« darstellen könnte.

Warum sollte Aspirin zu einer erhöhten Ausscheidung von Viren führen? Anfangs konzentrierten sich die Forscher auf die bekannte fiebersenkende Wirkung von Aspirin als Antipyretikum. Nur wenige Erwachsene bekommen bei einer Erkältung wirklich Fieber, obwohl die Körpertemperatur etwas ansteigt. Dieser Anstieg trägt zur Bekämpfung der Infektion bei. Die Erkältungsviren – und viele andere Krankheitserreger – vermehren sich sehr schlecht bei Temperaturen, die über der normalen Körpertemperatur liegen. So scheint es ganz logisch, daß Aspirin durch ein Absenken der Körpertemperatur zur erhöhten Bildung und Ausscheidung von Viren beiträgt.

Doch die fiebersenkende Wirkung von Aspirin ist nur ein Teil des Problems. Während der 80er Jahre deuteten einige Pilotstudien an, daß Aspirin die Produktion von Interferon, der den Viren entgegenwirkenden Substanz des Immunsystems, unterdrückt. Nur wenige Jahre danach wiesen genauere Studien überzeugend das Gegenteil nach. In Wirklichkeit *stimuliert* Aspirin die Produktion von Interferon und Interleukin-2, einem weiteren wichtigen Protein des Immunsystems.

1988 verabreichten Wissenschaftler der George-Washington-Universität zwanzig jungen Erwachsenen sechs Tage lang jeden zweiten Tag entweder ein Plazebo oder eine Standardtablete Aspirin. Nach der ersten Dosis wurden die Testpersonen mit einer Erkältung infiziert. Die Aspirin-Patienten produzierten zwei- bis fünfmal soviel Interferon und Interleukin-2. Eine weitere Studie an der Universität von Kalifornien in Irvine bestätigte die Fähigkeit des Aspirin zur Stimulierung der Interferonproduktion.

Im gleichen Jahr berichteten deutsche Forscher nach einer Laborstudie, daß Aspirin den Influenza-(Grippe-)Virus hemmt, was auf eine antivirale Wirkung schließen ließ.

Doch 1991 kamen australische Wissenschaftler zu dem Ergebnis, daß sowohl Aspirin als auch Paracetamol die Antikörperproduktion unterdrücken, die eine weitere Komponente des Immunsystems darstellen.

Diese widersprüchlichen Befunde stellen uns vor ein Rätsel. Aspirin erhöht eventuell die Virusausscheidung, doch konnte keine Studie nachweisen, daß es zur Ausbreitung von Erkältungen beiträgt. Aspirin stimuliert möglicherweise die Produktion von Interferon und Interleukin-2, doch konnte keine Studie nachweisen, daß es die Dauer einer Erkältung verkürzt. Aspirin unterdrückt eventuell die Antikörperproduktion, doch konnte keine Studie nachweisen, daß es die Dauer einer Erkältung verlängert. Die einzige tatsächliche Entdeckung, die man bisher gemacht hat, ist die jüngste australische Erkenntnis, daß im Vergleich zu erkälteten Patienten, die Ibuprofen-Präparate einnahmen, die Patienten mit Aspirin oder Paracetamol mehr unter einer laufenden und zugeschwollenen Nase leiden. Die Wirkung von Aspirin auf die Funktion des Immunsystems insgesamt bleibt verworren.

### Aspirin könnte Schlaflosigkeit verhindern

Die Schlaflosigkeit (Insomnie) zählt zu den häufigsten gesundheitlichen Beschwerden in den USA. 30 bis 50 Prozent der Bevölkerung hat irgendwann einmal Probleme mit dem Einschlafen oder Durchschlafen. Ungefähr 10 Millionen Amerikaner leiden an chronischer Schlaflosigkeit.

In Deutschland sind es immerhin 15 Prozent der erwachsenen Menschen, die von chronischen Schlafstörungen und weitere 15 Prozent, die von gelegentlichen Schlafstörungen geplagt werden.

In den 60er und Anfang der 70er Jahre deutete ein halbes Dutzend Studien darauf hin, daß Aspirin bei Tieren und bei Menschen leicht sedativ (beruhigend) wirkt. 1980 verglich der Leiter der Dartmouth Sleep Clinic in New Hampshire die Plazebo- und Aspirin-Behandlung (zwei Standardtabletten vor dem Schlafengehen) bei Patienten mit chronischer Schlaflosigkeit. Nach drei Wochen ergab sich eine wesentliche Besserung in der Aspirin-Gruppe. Leider war diese Studie sehr klein, nur acht Testpersonen, so daß ihre Befunde kein großes Gewicht haben.

Einige rezeptfreie Schlafmittel enthalten aspirinähnliche Salze der Salizylsäure, da die Theorie vertreten wird, daß der Schmerz vielfach Ursache für Schlaflosigkeit ist. Wenn dem so ist, müßte die schmerzlindernde Wirkung von Aspirin den Menschen beim *Einschlafen* helfen. Wenn die Wirkung jedoch verklungen ist, wäre zu erwarten, daß der Schmerz zurückkehrt, so daß Aspirin wenig geeignet sein dürfte, die Menschen beim *Durchschlafen* zu unterstützen. Interessanterweise hatte Aspirin in der Dartmouth-Studie keinen Einfluß darauf, wann die Testpersonen einschliefen. Es half ihnen jedoch, in der zweiten Hälfte der Nacht durchzuschlafen.

Im Unterschied zu anderen Schlafmitteln verursacht Aspirin keine morgendliche Benommenheit, im Unterschied zu rezeptpflichtigen Schlaftabletten macht Aspirin nicht abhängig. Die Forscher von Dartmouth kamen zu der Schlußfolgerung: »Es scheint vernünftig, Aspirin als erstes Mittel bei der Bekämpfung zeitweiliger Schlaflosigkeit einzusetzen.« Wenn Sie es damit versuchen wollen, beraten Sie sich mit Ihrem Arzt.

## Aspirin könnte Frauen helfen, ihr Übergewicht abzubauen

Die meisten Menschen verwenden den Begriff *Übergewicht* ganz allgemein, um jemanden als »dick« zu bezeichnen. Die medizinische Definition ist präziser: 20 Prozent über dem für die Körpergröße und Statur empfohlenen Gewicht.

Für die meisten Menschen steht eine Gewichtsabnahme in Verbindung mit fettarmer Ernährung, wenig Alkohol und regelmäßiger, angemessener sportlicher Betätigung. Bei starkem Übergewicht muß oft der Arzt helfen.

Ein Grund für das Übergewicht ist manchmal ein niedriger Grundumsatz (GU), das heißt die Kalorienmenge, die der

Körper bei völliger Ruhe verbraucht. Je höher Ihr GU, desto mehr Kalorien verbrauchen Sie im Laufe eines Tages und desto mehr Kalorien können Sie auch zu sich nehmen, ohne daß sich Ihr Gewicht erhöht. Sport verbrennt nicht nur Kalorien, er erhöht auch den Grundumsatz, das heißt, daß körperliche Aktivität einen Beitrag zur Gewichtskontrolle leistet.

Seit Mitte der 80er Jahre experimentieren Forscher mit Substanzen, die den Grundumsatz erhöhen, vor allem mit Ephedrin, einem koffeinfreien Anregungsmittel (Stimulans), das chemisch mit Pseudoephedrin verwandt ist, dem gefäßabschwellenden Mittel, das in vielen rezeptfreien Erkältungs- und Allergiemedikamenten enthalten ist. Mehrere Studien haben gezeigt, daß übergewichtige Frauen mehr an Gewicht verlieren, wenn sie an ärztlich kontrollierten Gewichtsreduktionsprogrammen teilnehmen, die eine Ephedrin-Behandlung einschließen. Eine britische Studie aus dem Jahre 1991 wies im *International Journal of Obesity* nach, daß, im Vergleich zu Ephedrin allein, Ephedrin in Verbindung mit 300 mg Aspirin (etwas weniger als eine Standardtablette) den Grundumsatz wesentlich stärker anhebt.

Seltsamerweise erhöhen Ephedrin und Ephedrin plus Aspirin den Grundumsatz *nur* bei Frauen, die nach der medizinischen Definition übergewichtig sind, nicht bei Frauen mit einem durchschnittlichen oder leicht erhöhten Gewicht. Wenn Sie fünf oder zehn Pfund abnehmen wollen, wird Ihnen Aspirin keine große Hilfe sein. Sind Sie jedoch klinisch gesehen übergewichtig und würden gern Ihren Grundumsatz ankurbeln, dann sollten Sie diese Studie Ihrem Arzt gegenüber erwähnen.

### Aspirin könnte Zöliakie verhindern

Nach Schätzungen haben mehrere Millionen Amerikaner Probleme, Weizen, vor allem das Weizenprotein Gluten, zu verdauen. Die Ärzte bezeichnen dies als Glutenintoleranz,

Glutenenteropathie oder auch Zöliakie. Zu den Symptomen zählen chronische Bauchschmerzen und Durchfall. Als Maßnahme empfehlen die Ärzte für gewöhnlich, glutenhaltige Nahrungsmittel zu meiden. Das ist leichter gesagt als getan – Gluten findet man fast überall.

1982 berichtete ein Forscher aus Texas, der selbst an einer Glutenintoleranz litt, in *The Lancet* über einen Selbstversuch:

Bei Patienten mit verschiedenen gastrointestinalen Magen-Darm-Erkrankungen hat man erhöhte Prostaglandin-Spiegel im Stuhl vorgefunden. Da Aspirin die Prostaglandinsynthese hemmt, hat eine jüngst in dieser Zeitschrift veröffentlichte Studie nachgewiesen, daß Aspirin bei der Prävention der Symptome einiger durch Nahrungsmittelunverträglichkeiten verursachter gastrointestinaler Erkrankungen eine Wirkung erzielt. Da ich selbst an einer Glutenintoleranz leide, habe ich mit Aspirin experimentiert.

Eine glutenfreie Ernährung befreite mich von allen Symptomen. Doch sobald ich erneut aus Versehen Gluten gegessen hatte, stellten sich die Symptome wieder ein. Nachdem ich mich ein Jahr lang glutenfrei ernährt hatte, wagte ich mich nach einer Aspirin-Behandlung an Lebensmittel, die Gluten enthielten. 650 mg Aspirin, 15 Minuten vor dem Essen eingenommen, unterdrückten unabhängig von der Glutenmenge in der Nahrung sämtliche Symptome einer Glutenenteropathie. Eine Einnahme von Aspirin nach dem Essen bot keinen Schutz. Ich habe ein Jahr lang vor glutenhaltigen Mahlzeiten Aspirin eingenommen. Es hat nie versagt, nie haben sich die Symptome der Glutenenteropathie eingestellt. Mir ist noch jemand mit einer Erwachsenen-Glutenenteropathie bekannt, der ebenfalls erfolgreich Aspirin zur Prophylaxe akuter Symptome angewendet hat.

Fallberichte wie dieser sind zwar hochinteressant, können jedoch nicht als wissenschaftlich überzeugend eingestuft werden. Bei der Drucklegung des amerikanischen Buches waren noch keine klinischen Studien veröffentlicht worden. Leiden Sie an einer Glutenintoleranz, dann sollten Sie Ihren Arzt auf diesen Bericht verweisen. Wenn Sie Aspirin vertragen, könnten Sie vielleicht wieder genußvoll eine Pizza verspeisen.

### Aspirin könnte Komplikationen bei Hüftgelenkplastiken vorbeugen

Jedes Jahr erhalten mehr als 135 000 Amerikaner neue Hüftgelenke (vollständige Hüftgelenkplastik), da bei ihnen als Folge einer Arthritis oder Osteoporose (Schwund des Knochengewebes aufgrund von Kalziummangel, ein besonderes Problem bei Frauen in der Postmenopause) das Hüftgelenk zerstört ist.

Etwa bei der Hälfte der Patienten kommt es nach der Hüftgelenkoperation zu einer Komplikation, die »heterotope Ossifikation« genannt wird – eine krankhafte Verknöcherung um das künstliche Gelenk herum. Jedes Jahr führt diese Komplikation bei 10 000 Patienten mit künstlichem Hüftgelenk zu chronischen Schmerzen und einer Einschränkung der Bewegungsfähigkeit des neuen Gelenks. Mitunter wird der Hüftgelenkersatz sogar unbrauchbar.

Seit 1988 haben mehrere Studien gezeigt, daß die aspirinähnliche Substanz Indometacin die heterotope Ossifikation unterbindet. Leider verbieten die Nebenwirkungen ihre Anwendung bei mehr als einem Drittel der Patienten mit künstlichem Hüftgelenk. 1991 starteten Forscher der Universität von Cincinnati einen Versuch mit Aspirin. Sie begannen mit der Aspirin-Behandlung in der Nacht vor der Operation und setzten diese die darauffolgenden zwei Wochen mit täglich zwei Gaben fort. 177 Empfänger neuer Hüftgelenke nahmen 650 mg Aspirin (zwei Standardtabletten). Bei keinem kam es zu einer heterotopen Ossifikation. Die Wissenschaftler schlußfolgerten: »Aspirin ist ein sicheres und preiswertes Mittel zur Prävention dieser Komplikation.«

## Aspirin könnte sogar zur Behandlung von Lepra beitragen

Zu biblischen Zeiten war die Lepra eine Geißel der Menschheit. Die von dieser entstellenden Krankheit befallenen Menschen wurden in gefängnisgleiche Leprakolonien verbannt. Die Lepra ist eine chronische bakterielle Infektion, die zu Hautverfärbungen führt und – in schweren Fällen – zur Erblindung und Verkrüppelung der Hände. In den USA ist diese Erkrankung zwar selten – etwa 5000 Fälle –, doch sind in der ganzen Welt ungefähr 15 Millionen Menschen infiziert.

Die Behandlung der Lepra ist problematisch, obwohl sich neue Präparate als vielversprechend erwiesen haben und man mehrere Impfstoffe entwickelt hat. Kürzlich äußerte ein britischer Wissenschaftler, daß Prostaglandine bei der Herausbildung der Krankheit eine Rolle spielen könnten und daß Aspirin in seiner Wirkung als Prostaglandinantagonist zur Behandlung der Lepra beitragen könnte. Er regte einen klinischen Versuch an: »Wir können nur wenig verlieren – aber eine Menge damit gewinnen.«

# ... und nicht vergessen:
# Bei Schmerzen, Fieber und
# Entzündungen – Aspirin

Die prophylaktischen Anwendungsgebiete von Aspirin machten Schlagzeilen, und doch stellen sie nur einen Bruchteil der Möglichkeiten dar. Die meisten Menschen nehmen Aspirin heute immer noch zur Behandlung von Fieber, Kopfschmerzen, Arthritis und bei den alltäglichen Verletzungen im Haushalt, im Beruf und beim Sport. In der Werbung wird Aspirin »das von den Ärzten am häufigsten empfohlene Schmerzmittel« genannt, und mit einigen wenigen wichtigen Ausnahmen, die in diesem und dem Kapitel 9 besprochen werden, hat diese Aussage nicht an Gültigkeit verloren.

### Aspirin gegen Fieber

Bei Fieber liegt die orale (im Mund gemessene) Temperatur bei 37,8 °C oder höher, die rektale Temperatur bei 38,3 °C oder höher und die Temperatur in der Achselhöhle bei mindestens 37,0 °C.
Fieber bedeutet für gewöhnlich, daß der Körper gegen eine Infektion ankämpft. Die Körpertemperatur schwankt allerdings im Verlauf des Tages – um 3 Uhr morgens ist sie am niedrigsten, am späten Nachmittag am höchsten. Auch andere Faktoren können die Temperatur bis dicht an die Fieberschwelle ansteigen lassen: Schutzimpfungen, anstrengender Sport sowie einige Medikamente. Für die meisten Menschen ist Fieber »schlecht«, etwas, das man so schnell wie möglich wieder loswerden und bekämpfen muß. In Wirklichkeit hilft Fieber dem Körper bei der Bekämpfung einer Infektion. Die

135

meisten krankheitserregenden Mikroorganismen können sich bei Temperaturen, die über der normalen Körpertemperatur liegen, nur schwerlich vermehren, so daß sich das Fieber als eines der Mittel des Immunsystems zur Bekämpfung der Erreger entwickelt hat. Wird eine Zelle infiziert, dann sondert sie spezielle Substanzen (endogene Pyrogene) ab, die dem Gehirn anweisen, die Körpertemperatur zu erhöhen. Die weißen Blutkörperchen (Leukozyten) des Immunsystems signalisieren dem Gehirn ebenfalls, den körpereigenen »Temperaturregler«, der sich im Hypothalamus befindet, höherzustellen.

Die Wissenschaftler sind sich noch nicht ganz sicher, wie der Körper seine Temperatur erhöht. Den meisten Zuspruch findet die Theorie, daß endogene Pyrogene den Spiegel einer bestimmten Prostaglandingruppe im Blut erhöhen. Es handelt sich um Prostaglandin E, das wiederum die Temperaturregelung des Körpers beeinflußt. Bestätigt wird diese Theorie durch die Tatsache, daß Präparate, die die Prostaglandinsynthese hemmen, einschließlich Aspirin, ebenfalls das Fieber senken (Antipyretika).

Da das Fieber eine der Waffen des Immunsystems gegen eine Infektion darstellt, schlagen einige Ärzte vor, es *nicht* zu behandeln, es sei denn, die Temperatur erreicht 38,9°C bei Kindern und 38,3°C bei Erwachsenen, oder es stellt eine erhebliche Belastung dar und/oder führt zu Schlaflosigkeit. Zur Zeit gibt es keine überzeugenden Beweise dafür, daß eine Senkung des Fiebers in das Immunsystem eingreift oder die Dauer von Infektionskrankheiten verlängert. Ob Sie das Fieber nun behandeln oder nicht, trinken Sie auf jeden Fall viel alkoholfreie Getränke, um die durch die fieberbedingte erhöhte Schweißabsonderung verlorengegangene Flüssigkeitsmenge wieder auszugleichen.

Bei der Behandlung von Fieber mit Aspirin sollten Sie alle vier Stunden zwei Standardtabletten (650 mg) einnehmen. Innerhalb von 30 bis 60 Minuten beginnt Aspirin das Fieber zu senken und hat nach zwei bis drei Stunden eine maximale

Wirkung erreicht. Damit die Tabletten schneller wirken, können Sie sie auch zerdrücken und in Wasser auflösen.

Für gewöhnlich senkt Aspirin das Fieber um 1 bis 2 °C, das heißt, eine nicht so hohe Temperatur kann wieder auf den Normalwert gesenkt werden. Bei außergewöhnlich hohem Fieber wird dies nicht möglich sein.

Bei einer Dosis von 650 mg Aspirin alle vier Stunden können verschiedene Nebenwirkungen auftreten: Magenschmerzen, gastrointestinale Blutungen, Neigung zu Prellungen (blaue Flecken), längere Gerinnungsdauer, Ohrenklingen (Tinnitus), allergische Reaktionen und/oder Gichtanfälle. Wenn Sie Zweifel daran haben, ob Aspirin bei Ihnen angeraten ist, sollten Sie Ihren Arzt fragen.

Die in Kapitel 8 besprochenen Nebenwirkungen von Aspirin sind ein wesentlicher Grund dafür, daß so viele Amerikaner Fieber mit Paracetamol oder Ibuprofen behandeln, deren fiebersenkende Wirkung etwa mit der von Aspirin vergleichbar ist. (Lesen Sie Kapitel 9, in dem diese drei Mittel miteinander verglichen werden.)

_Niemals_ dürfen Sie einem Kind unter 18 Jahren Aspirin gegen Fieber geben, das in Zusammenhang mit einer Erkältung, Grippe oder Windpocken auftritt. Dies kann zum Reye-Syndrom führen, einer seltenen, aber potentiell tödlichen Erkrankung, die das Gehirn und die Leber angreift. Natürlich ist es oft schwer zu entscheiden, ob ein fieberndes Kind erkältet ist oder eine Grippe hat. Deshalb raten viele Ärzte völlig von der Behandlung der Kinder mit Aspirin ab. Mehr Informationen zu Aspirin bei Kindern erhalten Sie in Kapitel 10.

Gelegentlich muß man Fieber vom Arzt behandeln lassen. Rufen Sie den Arzt bei:

- Fieber bei schwangeren Frauen
- Fieber bei Personen mit Herzerkrankungen, chronischen Atemwegserkrankungen oder anderen starken chronischen gesundheitlichen Beschwerden

- Fieber, das länger als fünf Tage anhält (bei Kindern drei Tage),
- Fieber, das innerhalb von 36 Stunden nicht auf Ihre eigene Behandlung angesprochen hat
- Fieber, das anfangs auf die Behandlung anspricht und dann wieder einsetzt,
- Anzeichen für einen akuten Flüssigkeitsmangel (Dehydratation) – starker Durst, Schwindelgefühle, seltenes Wasserlassen oder dunkler Urin, ein trockener Mund und eine verringerte Geschmeidigkeit der Haut (die Gefahr einer Dehydratation ist bei Kindern und bei alten Menschen am höchsten).

Wenden Sie sich *sofort* an einen Arzt, wenn das Fieber von Ausschlag, schweren Kopfschmerzen, Genicksteife, deutlicher Reizbarkeit oder Verwirrung, Husten mit bräunlichem/grünlichem Auswurf, schweren Rücken- oder Bauchschmerzen oder Schmerzen beim Wasserlassen begleitet ist. Fieber in Verbindung mit diesen Symptomen könnte auf eine möglicherweise ernste Erkrankung hinweisen – unter anderem Lungenentzündung oder Hirnhautentzündung (Meningitis).

### Aspirin gegen Schmerzen

Der Arzt und Nobelpreisträger Albert Schweitzer nannte den Schmerz einen schrecklicheren Herrscher über die Menschheit als der Tod selbst. Schmerz ist der Hauptgrund für einen Arztbesuch. Folgende Übersicht zeigt die Ergebnisse einer Umfrage von 1985, wie häufig die amerikanische Bevölkerung Schmerzen erleiden muß. Der britische Dichter Sir William Watson (1858–1935) nannte den Schmerz sehr bildlich das Monster mit den tausend Zähnen.
Bei über 10 Prozent der Personen mit Rücken-, Gelenk- und Muskelschmerzen traten die Schmerzen im Jahr der Umfrage mindestens über 100 Tage auf. Die einzigen Schmerzen, die

man mit Aspirin nicht behandeln kann, sind Magenschmerzen, die durch das Medikament noch verschlimmert werden könnten.

Die meisten Menschen sehen den Schmerz als ein bioelektrisches Phänomen an. Die beschädigten Zellen stimulieren

| Art der Schmerzen | Prozentzahl der Amerikaner die 1984 darüber klagten |
|---|---|
| Kopfschmerzen | 73 |
| Rückenschmerzen | 56 |
| Muskelschmerzen | 53 |
| Gelenkschmerzen | 51 |
| Magenschmerzen | 46 |
| Menstruationsbeschwerden | 40 |
| Zahnschmerzen | 27 |

schmerzempfindliche Nerven, die dem Gehirn signalisieren, daß etwas weh tut.

Der Schmerz ist aber auch biochemischer Natur. Die beschädigten Zellen setzen verschiedene Substanzen frei, die für die Wahrnehmung des Schmerzes entscheidend sind. Sie lösen eine Entzündung aus und »sensibilisieren« die schmerzempfindlichen Nerven. Um sich über die Schmerzwahrnehmung einmal klar zu werden, brauchen Sie sich nur daran zu erinnern, wie es sich anfühlt, wenn man sich am Strand wieder die Hosen anzieht. Das bißchen Sand darin ist kaum zu spüren. haben Sie aber einen Sonnenbrand an den Beinen, dann sondern die verletzten Hautzellen die sensibilisierenden Substanzen ab. Sich jetzt die sandigen Hosen anzuziehen, kann zur Qual werden. Zu den stärksten schmerzsensibilisierenden Substanzen zählen die Prostaglandine. Die prostaglandinhemmende Wirkung von Aspirin ist der Grund dafür, daß es den Schmerz lindern kann. (Ibuprofen ist ebenfalls ein Prostaglandinantagonist.)

Eine in der Zeitschrift *Science* gegen Ende 1992 veröffentlichte Studie weist darauf hin, daß Aspirin den Schmerz auch durch eine Blockierung der Übertragung der Schmerzmeldung bestimmter Rückenmarksnerven lindern könnte. Wissenschaftler der Universität von Kalifornien in San Diego injizierten Aspirin in das Rückenmark von Ratten. Durch Messung der von den Ratten im Schmerzzustand produzierten Substanzen schlossen die Forscher, daß eine erheblich größere Schmerzlinderung durch die Injektion eingetreten war, als bei oraler Verabreichung der gleichen Dosis Aspirin zu erwarten gewesen wäre. Dieser Tierversuch ist noch nicht bestätigt. Die Anwendbarkeit auf den Menschen muß erst noch geprüft werden, doch eröffnet er die aufregende Möglichkeit, daß eines Tages das preiswerte, nicht abhängig machende Aspirin die heute stärksten und teueren Schmerzmittel (Analgetika), die abhängig machenden Narkotika, ersetzen könnte. Diese Forschung zeigt gleichzeitig, daß die Wissenschaftler noch viel über die schmerzlindernde Wirkung von Aspirin lernen müssen.

Um mit Hilfe von Aspirin Schmerzen zu lindern, sollten Sie alle vier Stunden zwei Standardtabletten (650 mg) nehmen. Aspirin beginnt innerhalb von 30 bis 60 Minuten zu wirken und erreicht nach zwei bis drei Stunden seine maximale Wirksamkeit. Wenn Sie die Wirkung beschleunigen wollen, können Sie die Tabletten in Wasser auflösen.

Die wichtigsten Nebenwirkungen von Aspirin werden im Abschnitt »Fieber« in diesem Kapitel erwähnt und in Kapitel 8 noch ausführlicher behandelt. Wenn Sie im Zweifel darüber sind, ob Aspirin für Sie angeraten ist, sollten Sie sich mit Ihrem Arzt beraten.

Paracetamol und Ibuprofen lindern ebenfalls Schmerzen. Ihre analgetische Wirkung ist mit der von Aspirin vergleichbar. Mehrere Studien haben jedoch nachgewiesen, daß Ibuprofen aus noch nicht geklärten Gründen bei der Behandlung von Menstruationsbeschwerden besser wirkt.

Verletzungen bei Kindern, die kein Fieber haben, können mit

140

Aspirin behandelt werden. Die Dosierungsempfehlungen entnehmen Sie bitte Kapitel 10.
Wenden Sie sich an einen Arzt, wenn:

● Aspirin (oder ein anderes Analgetikum) den Schmerz innerhalb von zwei Wochen nicht wesentlich lindert.
● die Schmerzen trotz der eigenen Behandlung stärker werden.
● sich noch andere Symptome einstellen: Fieber, Ohnmacht, Verwirrung, Sehstörungen, Hautverfärbung, Knochen- oder Gelenkmißbildungen oder Beeinträchtigung der Beweglichkeit.

### Aspirin gegen Entzündungen

Schmerzen verursachen nicht unbedingt Entzündungen, doch eine starke Entzündung führt fast immer zu Schmerzen. Eine Entzündung bewirkt zugleich eine Rötung, ein Anschwellen, Wärme und eine Erweiterung der kleinen Blutgefäße (Kapillardilatation), die das Gebiet zusätzlich mit Blut und dadurch mit Leukozyten und Immunglobulinen versorgen, die die Ursache der Entzündung bekämpfen sollen. Die Ursachen können eine Verletzung, eine reizende Substanz, eine Infektion, eine Allergie oder etwas, das die Immunantwort provoziert, sein – gelegentlich sogar das eigene Körpergewebe bei autoimmunen (gegenüber dem eigenen Körper immunen) Erkrankungen, z. B. bei rheumatoider Arthritis.
Die Wissenschaftler wissen noch nicht genau, wie Aspirin die Entzündung lindert. Das Immunsystem setzt an den Wundstellen der Zellen Prostaglandine vom Typ E frei. Wie bereits auf Seite 49 beschrieben, hemmt Aspirin die Prostaglandinsynthese. Vermutlich geht zumindest ein Teil der entzündungshemmenden Wirkung von Aspirin (und Ibuprofen) auf die Hemmung der Prostaglandinsynthese zurück.
Die am häufigsten mit Aspirin behandelte Entzündung ist die

Gelenkentzündung oder Arthritis, von der etwa 37 Millionen Amerikaner betroffen sind. Die meisten Menschen glauben, daß man sie erst im Alter bekommt. Die Häufigkeit der Arthritis erhöht sich zwar mit fortschreitendem Alter, doch kann sie jeden treffen. Die »Arthritis« ist keine einzelne Erkrankung, sondern eher ein Symptom für buchstäblich Dutzende von Krankheiten, angefangen bei Ziegenpeter und Tuberkulose bis Syphilis und der Lyme-Borreliose. Die beiden verbreitetsten Erscheinungsformen sind die Osteoarthritis und die rheumatoide Arthritis.

Die Arthrose, die auch als degenerative Gelenkerkrankung bezeichnet wird, ist die bei weitem häufigste Ursache einer Gelenkentzündung. Mehr als die Hälfte der Erwachsenen über 30 Jahre sind in gewissem Maße davon betroffen. Die Osteoarthritis entsteht, wenn der flexible, stoßdämpfende Gelenkknorpel, der die Knochen davor bewahrt, gegeneinander zu reiben, zerfällt oder sich entzündet. Osteoarthritis kann sich in jedem Gelenk bilden, wobei Überlastung und vorherige Verletzungen begünstigend wirken. Die Hauptsymptome sind Schmerzen, Steifheit und oft, aber nicht immer, eine Entzündung. Meistens tritt der Schmerz beim Bewegen des betroffenen Gelenks auf. Charakteristisch ist, daß der Schmerz abklingt, wenn das Gelenk ruht. Einige Osteoarthritis-Patienten berichten über eine morgendliche Steifheit, die am Tage bei Bewegung für gewöhnlich wieder nachläßt.

Die rheumatoide Arthritis ist die schwerste Form der Gelenkerkrankung. Ungefähr sechs Millionen Amerikaner sind von ihr betroffen. Im Unterschied zur Osteoarthritis, die sich im allgemeinen bei älteren Erwachsenen einstellt, kann die rheumatoide Arthritis in jedem Alter auftreten, sogar Kinder sind vor ihr nicht sicher. Allerdings besteht die größte Wahrscheinlichkeit für die Erkrankung im Alter zwischen 30 und 40 Jahren. Die Ursachen sind noch nicht geklärt. Die meisten Wissenschaftler halten sie für eine Autoimmunkrankheit – das körpereigene Immunsystem greift die Gelenke an und löst Schmerzen, Entzündungen und Mißbildungen aus. Die

142

Hauptsymptome sind Schmerzen, Steifheit, Rötung und Anschwellen der betroffenen Gelenke. Am häufigsten sind die Gelenke der Hände und Füße betroffen, die sich stark deformieren können. Der Schmerz ist oft heftig, und im Unterschied zur Osteoarthritis läßt er im Ruhezustand nicht nach.

Manche Menschen behandeln ihre Osteoarthritis oder rheumatoide Arthritis selbst mit Aspirin (oder rezeptfreiem Ibuprofen). Andere bevorzugen eine der vielen verschreibungspflichtigen nichtsteroidalen Antiphlogistika (NSAID), wie beispielsweise Naproxen (Naprosyn, Anaprox), Flurbiprofen (Ansaid), Sulindac (Clinoril), Ibuprofen (Motrin) oder Indometacin (Indocin, Indameth). Im Vergleich zu Aspirin sind die NSAID erheblich teurer, und Studien haben gezeigt, daß sie keine wesentlich bessere Linderung der Schmerzen und der Entzündung bewirken. »Trotz der Entwicklung neuerer entzündungshemmender Substanzen«, ist in der neuesten Ausgabe eines führenden Buches zur Pharmakologie zu lesen, »gilt Aspirin immer noch als der Standard, mit dem die anderen Arzneien verglichen werden sollten.« Forscher des Medical College von Wisconsin in Milwaukee kamen in einem Artikel in der Zeitschrift *Rheumatic Disease Clinics* zur gleichen Schlußfolgerung. Sie kritisierten, daß Ärzte und Arthritis-Patienten »Aspirin geringschätzen«, weil es im Unterschied zu den neueren verschreibungspflichtigen NSAID ein rezeptfreies Medikament ist und dadurch für weniger wirksam gehalten wird. Das ist schlicht falsch. »Unserer Erfahrung nach bleibt Aspirin das am durchgängigsten wirksame NSAID, das für die Behandlung der rheumatoiden Arthiris zur Verfügung steht.«

Zur Bekämpfung von Entzündungen muß man Aspirin in relativ hohen Dosen nehmen. Schon 30 mg Aspirin können vor einem Schlaganfall schützen. Die Physicians' Health Study zeigte, daß 325 mg alle zwei Tage vor einem Herzinfarkt bewahren kann. Die meisten Kopfschmerzen verschwinden mit 650 mg (zwei Tabletten). Doch die für Schmerzen und Entzündungen bei einer rheumatoiden Arthritis für Erwachsene empfohlene Dosis liegt bei 5000 bis 8000 mg täglich (jeden Tag bis zu 24 Standardtabletten).

Bei derart hohen Dosen sind Nebenwirkungen fast unvermeidlich, vor allem treten gastrointestinale Beschwerden und Blutungen auf. Kapitel 8 behandelt die Nebenwirkungen noch ausführlicher. Bei den verschreibungsspflichtigen NSAID treten ähnliche Nebenwirkungen auf, doch reagiert jeder Mensch unterschiedlich auf ein Medikament. Für den Arzt besteht bei der Behandlung der Arthritis eine der Herausforderungen darin, ein wirksames entzündungshemmendes Mittel zu finden, dessen Nebenwirkungen der Patient verträgt. Bei einigen Patienten hilft Aspirin am besten. Andere verspüren bei Ibuprofen (entweder in rezeptfreier Stärke oder als stärkeres verschreibungspflichtiges Medikament) die größte Linderung und die geringsten Nebenwirkungen.

Studien haben erwiesen, daß Arthritis-Patienten, die sich über ihre Erkrankung informieren und sich auf sie einstellen, ein normaleres Leben führen und weniger Schmerzmittel brauchen als jene, die unwissend bleiben oder sich der Verzweiflung hingeben.

Wenden Sie sich an einen Arzt, wenn

- sich der Gelenkschmerz trotz eigener Behandlung wesentlich verschlimmert oder
- sich ein Gelenk erwärmt, anschwillt und anfängt zu schmerzen, da dies auf eine Infektion (septische Arthritis) hinweist.

### Topische Anwendung von Aspirin gegen Hautschwielen und Insektenstiche

»Topisch« bedeutet auf der Hautoberfläche angewendet. In der Mehrheit der Anwendungen muß Aspirin vom Blutkreislauf aufgenommen werden, doch nicht bei der Behandlung von Hautschwielen und Insektenstichen.

144

Hautschwielen sind erhabene, zumeist schmerzlose, verhärtete Höcker abgestorbener Haut, die sich an den Händen, Zehen, Fußsohlen oder überall dort befinden, wo die Haut lange Zeit einer Reibung ausgesetzt ist. Sie entwickeln sich, um die empfindliche Hautunterschicht (Dermis) zu schützen und sollten im allgemeinen in Ruhe gelassen werden. Doch zuweilen werden die Schwielen unansehnlich oder wachsen auf eine unangenehme Größe heran.

Mancher Arzt vertritt die Auffassung, daß sich Schwielen durch einen Brei aus fünf zerdrückten Aspirintabletten und einem Eßlöffel Zitronensaft, der mit einem Eßlöffel Wasser vermischt wird, verkleinern lassen. Aspirin und auch Zitronensäure sind säurebildend, und der aus diesen beiden milden Säuren hergestellte Brei erweist sich beim Aufweichen verhärteter Haut oft als hilfreich. Tragen Sie den Brei dick auf, und decken Sie dann die Schwiele mit einer Binde oder Plastiktüte 15 bis 30 Minuten lang ab. Wenn die Haut aufgeweicht ist, nehmen Sie einen Bimsstein oder eine feine Metallfeile und entfernen die äußere Schicht des verhärteten Gewebes. Diese Behandlung wiederholen Sie zwei bis dreimal die Woche, bis die Schwiele auf die gewünschte Größe abgerieben ist.

Einige Ärzte, unter ihnen der Australier Richard J. von Witt, befürworten die verbreitete Anwendung von Aspirin als Hausmittel gegen Schmerzen und Entzündungen durch Insektenstiche, das hier in die Stichwunde eingerieben wird. Lesen Sie seine 1980 in *The Lancet* erschienene Empfehlung:

Durch Insektenstiche hervorgerufene Entzündungen, Schmerzen, Jucken und Reizungen lassen sich durch die topische Anwendung einer Aspirinlösung beträchtlich lindern. Sie feuchten die Stichwunde an und bringen eine Aspirinschicht auf, indem Sie eine Tablette auf der Wunde zerreiben. Setzt der Schmerz erneut ein, können Sie das Aspirin noch einmal anfeuchten, so daß die Wirkung anhält. Es scheint plausibel, daß topisch angewendetes Aspirin ausreicht, um die entzündliche Reaktion zu dämpfen und eine lokale Schmerzlinderung zu bewirken. Ich halte diese einfache Behandlung nicht für angeraten bei Menschen mit einer starken Überempfindlichkeit gegen Aspirin. Es hilft meistens und zeigt auch nicht die Nebenwirkungen der Antihistamine.

Eine Beratergruppe der FDA (Food and Drug Administration) zur Schmerzbekämpfung prüfte die Anwendbarkeit von Aspirin bei Insektenbissen und -stichen, kam jedoch nicht zu ausreichend schlüssigen Ergebnissen, um es als topisches Schmerzmittel zu empfehlen. Werden Sie einmal gebissen oder gestochen, kann es nicht schädlich sein, vorausgesetzt, Sie sind nicht überempfindlich, wenn Sie etwas Aspirinpulver einreiben. Es könnte sich sogar als hilfreich erweisen.

### Nicht empfohlen: Die topische Anwendung von Aspirin bei Halsentzündung oder Zahnschmerzen

Obwohl Aspirin bei Insektenstichen hilft, hat es offensichtlich keinen Zweck, bei einer Halsentzündung mit Aspirin zu gurgeln oder Tabletten auf einen schmerzenden Zahn zu reiben. Im Unterschied zu Insektenstichen sind Halsentzündungen und Zahnschmerzen keine wirklichen Oberflächenerscheinungen. Der Schmerz ist meistens die Folge einer Infektion des darunterliegenden Gewebes. Aspirin könnte durchaus den Schmerz bei einer Halsentzündung oder bei Zahnschmerzen lindern, aber nur, wenn es in den Blutkreislauf gelangt – Sie müssen es also schlucken.
Auf der anderen Seite empfehlen nur wenige Ärzte bei den während einer Erkältung auftretenden Halsschmerzen Aspirin. Sie raten an, heiße Flüssigkeiten zu trinken und/oder Bonbons oder schmerzlindernde Halstabletten zu lutschen. Bei einer Halsentzündung mit Fieber, ohne die anderen Symptome einer Erkältung, wenden Sie sich an einen Arzt.

Es könnte sich um eine septische Angina handeln, die eventuell mit Antibiotika behandelt werden muß.

Bei Zahnschmerzen oder empfindlichen Zähnen sollten Sie zum Zahnarzt gehen. Wenn Sie eine Aspirintablette gegen den Zahn zerreiben, kann das sogar schaden. Durch das Reiben könnten Sie das Zahnfleisch verletzen.

## KAPITEL ACHT

# Neben- und Wechselwirkungen von Aspirin

Über einhundert Jahre wird Aspirin als rezeptfreies Hausmittel der Wahl angewendet. Viele Menschen glauben daher, daß es harmlos sei. Das stimmt nicht. Den erstaunlichen medizinischen Wirkungen stehen bisweilen bedeutende – und für manche Menschen gefährliche – Nebenwirkungen gegenüber. Die meisten Menschen vertragen Aspirin in niedrigen prophylaktischen Dosen und in mittleren therapeutischen Dosierungen gut. Und doch sollte jeder über die Neben- und Wechselwirkungen dieses Medikaments Bescheid wissen und die Symptome erkennen, die eine Verringerung der Dosis oder ein Absetzen ratsam erscheinen lassen.

## Überdosis

Jedes Jahr nehmen mehr als 10 000 Amerikaner Aspirin in einer zu hohen Dosis ein. Die meisten setzen das Medikament ab und erholen sich wieder. Doch bei vielen kommt es zu einer schwachen Aspirinvergiftung, die oft ärztlich behandelt werden muß. Dutzende erleiden eine schwere Aspirinvergiftung, ein potentiell tödlich medizinischer Notfall. Trotz kindersicherer Medikamentenbehälter bleibt Aspirin eine der Haupttodesursachen bei Vergiftungen im Kindesalter. Dosierungen von 10 bis 30 Gramm (30 bis 90 Standardtabletten) Aspirin bei Erwachsenen ist tödlich. Die tödliche Dosis für Kinder liegt bei 150 mg/kg Körpergewicht. Bei einem Kind von 30 Kilogramm Körpergewicht würde die tödliche Dosis ungefähr 4,5 Gramm (14 Standardtabletten) betragen. Schon in geringeren Dosierungen kann sich eine Aspirinvergiftung einstellen. Tatsächlich können die therapeutischen Dosierungen bei Kindern und Erwachsenen, die Aspirin bei bestimmter Erkrankung, z.B. bei rheumatoider Arthritis, längere Zeit regelmäßig einnehmen, zu Problemen führen.

Symptome einer leichten Aspirinvergiftung (Salizylismus) sind:

- Schwindelgefühl
- Kopfschmerzen
- Ohrenklingen (Tinnitus)
- Hörschwierigkeiten
- heftige Bauchschmerzen
- Übelkeit
- Erbrechen
- Durchfall
- Verwirrung
- Lethargie
- Angstzustände.

Bei einer schweren Aspirinvergiftung kommen noch die folgenden Symptome hinzu:

- beschleunigtes Atmen (Hyperventilation)
- beschleunigter Herzschlag (Tachykardie)
- Fieber (vor allem bei Kindern)
- Schweißausbrüche
- Durst
- Augentrübung
- Halluzinationen
- Delirium
- Krämpfe
- Koma.

Rufen Sie bei Verdacht auf eine Aspirinvergiftung unverzüglich die 112 an, und befolgen Sie die Ihnen gegebenen Anweisungen. Mit Ipecuanhasirup (Brechwurzelsirup) kann Erbrechen provoziert werden. Das sollte aber nur unter ärztlicher Aufsicht erfolgen.

Natürlich ist die Vermeidung einer Überdosierung wichtiger als die Erste-Hilfe-Maßnahme im Notfall. Achten Sie darauf, daß ältere Familienmitglieder – vor allem, wenn sie an Arthritis leiden und regelmäßig Aspirin einnehmen – die mögliche Vergiftungsgefahr verstehen. Menschen mit arthritischen Händen können die kindersicheren Medikamentenbehälter oft nur mit Schwierigkeiten öffnen. Sie bewahren ihr Aspirin und andere Medikamente möglicherweise in leichter zu öffnende Schachteln oder Gläsern auf. Dagegen ist nichts einzuwenden – solange keine kleinen Kinder zu Besuch kommen. Wenn Sie selbst kleine Kinder haben, denken Sie daran, daß die Medikamente und Haushaltschemikalien bei Ihren Freunden und Verwandten möglicherweise nicht kindersicher verwahrt sind.

Bewahren Sie Ihre Medikamentenbehälter immer außer Reichweite der Kinder auf.

Selbst in mittleren Dosen trägt Aspirin eventuell zu einer Vergiftung bei, wenn gleichzeitig andere Medikamente genommen und/oder Lebensmittel mit salizylathaltigen Zusätzen gegessen werden. Zu den in Deutschland üblichen salizylathaltigen Medikamenten gehören: ASS-ratiopharm, Aspirin, ASS von ct, Delgesic, ASS Fridetten, ASS 500 Stada, Aspisol, Aspirin plus C, Godasal, ASS + C-ratiopharm, Neuralgin, Thomapyrin, Thomapyrin C, Alka-Seltzer. Wenn Sie auf dem Etikett erkennen oder Ihr Apotheker Ihnen sagt, daß das Präparat ASS, Acetylsalizylsäure, Disalizylsäure oder einen salizylathaltigen Wirkstoff enthält, dann handelt es sich um eine Form von Aspirin und kann zu einer Überdosierung beitragen.

# Magenbeschwerden

Jeder, der schon einmal eine Schmerzmittelwerbung gesehen hat, weiß, daß Aspirin Magenverstimmungen hervorrufen kann. Etwa fünf Prozent der Menschen, die Aspirin in therapeutischen Dosen einnehmen, um alltägliche Schmerzen zu behandeln, verspüren Sodbrennen, Magenschmerzen, Übelkeit oder Erbrechen. Schätzungsweise ein bis zwei Drittel der Aspirin-Anwender berichten von leichten bis mittelschweren Bauchbeschwerden. Die niedrigen Dosierungen des Aspirins bei der Prophylaxe von Herzinfarkten und Schlaganfällen verursachen zwar weniger Magenprobleme, doch klagten nicht wenige Teilnehmer an den in den Kapiteln 1 und 2 erwähnten Studien über Magenschmerzen.

Es gibt mehrere Möglichkeiten zur Verhinderung von aspirinbedingten Magenschmerzen:

- Nehmen Sie Aspirin nach der Mahlzeit ein. Die Wahrscheinlichkeit, daß Aspirin eine Reizung des Magens bewirkt, ist geringer, wenn der Magen noch mit Nahrung gefüllt ist.
- Zerdrücken Sie die Tablette, und vermischen Sie sie mit Wasser oder einer anderen alkoholfreien Flüssigkeit, beispielsweise Fruchtsaft. In gelöster Form dringt das Aspirin schneller zum Darm vor und hat weniger Zeit, den Magen zu reizen.
- Nehmen Sie eine Tablette, die sich erst im Darm auflöst (Colfarit). Mehrere Studien haben gezeigt, daß der magensaftresistente Mantel die Magenschleimhaut schützt. Die Hauptnachteile sind der Preis und die langsamere Wirkung.
- Nehmen Sie Aspirin in Verbindung mit einem Mittel gegen Magensäure (Antacidum). In Deutschland wird die Kombination aus Aspirin und einem Antacidum als »Aspirin Direkt Kautabletten« angeboten.

Um eine stärkere Pufferwirkung zu erreichen, sollten Sie versuchen, Aspirin mit einem der vielen rezeptfreien Antacida einzunehmen. Die in Deutschland gebräuchlichsten Antacida sind: Maaloxan, Riopan, Talcid, Kompensan, Gelusil-Lac, Maalox 70 und Solugastril. Wenn Sie unter Bluthochdruck leiden, sollten Sie vor der Einnahme von Antacida Ihren Arzt oder Apotheker fragen.

Den größtmöglichen Schutz bietet ein Antacidum mit einer magensaftresistenten Aspirintablette nach den Mahlzeiten. Treten dann immer noch Magenschmerzen auf, probieren Sie es mit Paracetamol, oder fragen Sie Ihren Arzt.

Der Magen ist möglicherweise nicht der einzige Teil des oberen gastrointestinalen Trakts, der durch Aspirin gereizt wird. Über dem Magen befindet sich die Speiseröhre (Ösophagus), die sich ebenfalls schmerzhaft entzünden kann (Ösophagitis). Bei einer neueren Untersuchung von 186 Patienten mit Ösophagitis an der Universität von Alabama ergab sich als einziger signifikanter Risikofaktor die vorherige Einnahme von Aspirin.

### Blutungen

Die gerinnungshemmende Wirkung von Aspirin ist der Grund für seinen Nutzen bei der Prophylaxe von Herzinfarkten, Schlaganfällen und verschiedenen anderen Erkrankungen, die ich in diesem Buch angesprochen habe. Doch bringt die verlängerte Gerinnungszeit auch einen eindeutigen Nachteil mit sich. Bei gesunden Menschen verdoppelt die therapeutische Standarddosis von zwei Aspirintabletten (650 mg) die Zeit, die das Blut zur Gerinnung braucht. Die Wirkung einer einzigen therapeutischen Dosis kann mehrere Tage anhalten. Das ist bei den kleinen Schnittwunden vom Rasieren zwar unangenehm, aber doch ein nur kleiner Preis für den bemerkenswerten prophylaktischen Wert des Aspirins. Es gibt jedoch auch Menschen, für die die Nachteile einer verlangsamten Gerinnung den Nutzen überwiegen. Menschen, die mit den folgenden Problemen konfrontiert sind, sollten einen Arzt fragen, ob Aspirin bei ihnen zu empfehlen wäre:

*Operationen.* Die meisten Ärzte raten, eine Woche vor der Operation Aspirin abzusetzen, um so das Risiko von postoperativen Blutungskomplikationen zu verringern.

*Zahnziehen.* Aus dem gleichen Grund geben auch die meisten Zahnärzte diese Empfehlung.

*Gerinnungsstörungen.* Die Hämophilie, das Willebrand-Jürgens-Syndrom und jede andere Gerinnungsstörung kann eine Aspirin-Anwendung verbieten. Wenn Sie an einer dieser Erkrankungen leiden, sollten Sie Ihren Arzt fragen, ob Aspirin bei Ihnen angeraten ist.

*Antikoagulanzien.* Wenn Sie Antikoagulanzien (gerinnungshemmende Mittel) einnehmen, sollten Sie vor der Einnahme von Aspirin Ihren Arzt um Rat fragen.

*Hämorrhagische Erkrankungen.* Angefangen bei chronischem Nasenbluten bis zur zerebralen Hämorrhagie: Wenn Sie unter Blutungsstörungen leiden, sollten Sie vor der Einnahme von Aspirin Ihren Arzt fragen.

*Sie bekommen schnell Prellungen.* Eine Prellung (blauer Fleck) entsteht durch eine Blutung unter der Haut. Sie sollten Ihren Arzt vor der Einnahme von Aspirin um Rat fragen, wenn sich bei Ihnen schnell »blaue Flecken« bilden.

*Rote Flecken im Augapfel.* Diese werden von den Ärzten subkonjunktivales (unter der Bindehaut gelegenes) Hämatom genannt und deuten auf kleinere Blutungen im Auge. Meistens sind sie harmlos, können aber beängstigend und kosmetisch ärgerlich sein. Wenn sich bei Ihnen häufiger diese Hämatome bilden, sollten Sie Ihren Arzt fragen, ob Aspirin bei Ihnen sinnvoll ist.

*Vitamin-K-Mangel.* Dieses Vitamin ist für eine normale Blutgerinnung notwendig. Wenn bei Ihnen ein Mangel an diesem Vitamin besteht, sollten Sie vor der Einnahme von Aspirin Ihren Arzt fragen.

Nur wenige Menschen sind sich darüber im klaren, daß bestimmte Lebensmittel ebenfalls eine gerinnungshemmende Wirkung haben, die die des Aspirins noch verstärken könnte. Dazu zählen vor allem Knoblauch und Kaltwasserfische, die eine hohe Konzentration von Omega-3-Fettsäuren aufweisen: Lachs, Thunfisch, Makrele, Sardine, Hering, Goldmakrele und Forelle. Eine Ernährung, die reich an Knoblauch und Omega-3-Fettsäuren ist, wird mit einem verringerten Herzinfarktrisiko in Verbindung gebracht. Doch sollten diejenigen, die regelmäßig Aspirin einnehmen, daran denken, daß diese Lebensmittel die gerinnungshemmende Wirkung verstärken könnten.

## Gastrointestinale Blutungen

Auch bei einer gesunden Verdauung kommt es zu einer geringfügigen gastrointestinalen (Magen-Darm-)Blutung. Dieser Blutverlust ist schmerzlos und beläuft sich auf nicht mehr als 0,6 ml täglich – etwa ein Zehntel eines Teelöffels. Aspirin schädigt die Magenschleimhaut und führt zu einer verstärkten gastrointestinalen Blutung. Diese aspirinbedingten Blutungen sind ebenfalls schmerzlos. Trotzdem sollten Menschen mit Magen-Darm-Erkrankungen wie Geschwüren, Dickdarmentzündungen (Kolitis) oder der Crohn-Krankheit ihren Arzt fragen, ob Aspirin bei ihnen angeraten ist.
Bei Menschen mit einem gesunden Verdauungstrakt führt niedrigdosiertes Aspirin selten zu signifikanten Blutungen.

Eine gelegentlich höhere, therapeutische Dosis verursacht zwar stärkere Blutungen, stellt aber meistens kein Problem dar.

Aspirinbedingte gastrointestinale Blutungen werden nur dort zum Problem, wo aufgrund von chronischen Kopfschmerzen, Verstauchungen, Sehnenentzündungen, Muskelverletzungen und Arthritis regelmäßig therapeutische Dosen zum Einsatz kommen (mindestens vier Tage pro Woche). Menschen mit rheumatoider Arthritis, die unter Umständen regelmäßig große Mengen Aspirin einnehmen, sind am stärksten gefährdet. In einer Studie erhöhte eine tägliche Dosis von 4 bis 5 g Aspirin (12 bis 16 Standardtabletten) die gastrointestinalen Blutungen auf das Zehnfache, das heißt etwa einen Teelöffel voll Blut.

Regelmäßiger Alkoholkonsum verstärkt ebenfalls aspirinbedingtes gastrointestinales Bluten.

Bei aspirinbedingten gastrointestinalen Blutungen besteht die Gefahr einer Eisenmangelanämie. Die Ärzte, die Patienten mit rheumatoider Arthritis betreuen, führen eventuell in regelmäßigen Abständen eine Blutuntersuchung zur Kontrolle der Bluteisenwerte durch.

Eine weitere größere Sorge ist, daß sich Geschwüre bilden oder verschlimmern können. Zu den Risikofaktoren für aspirinbedingte Geschwüre zählen: hohe Dosierungen, ein Alter von über 60 Jahren, eine Anamnese mit Geschwüren oder anderen gastrointestinalen Störungen und regelmäßiger Konsum von Alkohol, Zigaretten sowie kortikosteroidhaltige Medikamente. Wenn Sie regelmäßig therapeutische Dosen Aspirin einnehmen und bei Ihnen einer dieser Risikofaktoren besteht, sollten Sie mit Ihrem Arzt über die Gefahr einer Geschwürbildung sprechen.

Gelegentlich kommt es bei Personen, die regelmäßig hohe Dosen Aspirin einnehmen, zu schweren gastrointestinalen Blutungen. Sie erbrechen Blut (Hämatemesis), oder es finden sich große Mengen an Blut in ihrem Stuhl (Meläna). Hier handelt es sich um medizinische Notfälle. Schätzungsweise ein

Drittel aller Patienten, die mit diesen Problemen ins Krankenhaus eingeliefert werden, nehmen regelmäßig Aspirin ein.
Viele sind Alkoholiker.

Bis vor kurzem noch gelang es den Ärzten nicht, aspirinbedingte gastrointestinale Blutungen zu verhindern. Doch jetzt
haben sich drei Mittel als vielversprechend erwiesen: roter
(Cayenne-)Pfeffer, Ranitidin (Zantic) und Misoprostol
(Cytotec). Der scharfe Geschmack des roten Pfeffers kommt
von der Substanz Capsaicin. Man sagte immer, daß scharfe
Gewürze zu Geschwüren führen, doch die neuere Forschung
hat gezeigt, daß Capsaicin keine Schäden hervorruft und sogar schützen kann. 1989 verhinderte Capsaicin in einem Tierversuch aspirinbedingte gastrointestinale Blutungen und die
Bildung von Geschwüren. Diese Wirkung wurde zwar beim
Menschen noch nicht nachgewiesen, doch wenn Sie es einmal
mit Capsaicin probieren möchten und keine gastrointestinalen Beschwerden haben, können Sie bereits in vielen Reform-
häusern roten Pfeffer in Kapseln kaufen.

Eine Studie von 1988 erbrachte, daß 150 mg Ranitidin bei Patienten, die über einen Zeitraum von zwei Tagen 15 Aspirintabletten (fünf 900-mg-Dosen) einnahmen, gastrointestinale
Blutungen und Geschwürbildung verhinderten. Eine deutsche Untersuchung von 1991 bestätigte diese Ergebnisse.
Wenn Sie Interesse an Ranitidin haben, sollten Sie sich an
Ihren Arzt wenden.

Verschiedene Studien haben auch gezeigt, daß Misoprostol
aspirinbedingte gastrointestinale Blutungen und Geschwürbildung stark verringert. Wenn Sie an diesem Medikament interessiert sind, befragen Sie Ihren Arzt.

### Hörprobleme

Hohe Dosierungen von Aspirin können zu Ohrklingen (Tinnitus) und Hörschäden führen. Diese Nebenwirkungen sind
Symptome einer Aspirin-Überdosierung, stellen sich bei man-

chen Menschen aber schon bei mittleren therapeutischen Dosen ein. Aspirin beeinträchtigt das Hörvermögen, indem es die Art der Übertragung der Hörsignale im Innenohr durch die Haarzellen verändert. In den meisten Fällen verschwindet das Klingen und der Hörverlust innerhalb von zwei oder drei Tagen nach dem Absetzen von Aspirin wieder. Doch 1989 deutete ein Tierversuch an der Universität von North Carolina darauf hin, daß die Kombination von höheren Aspirin-Dosen und lautem Krach zu permanenten Hörschäden führen könnte. Wenn Sie an Tinnitus oder einem anderen Hörproblem leiden, sollten Sie Ihren Arzt fragen, ob Aspirin für Sie angeraten ist.

### Allergische Reaktionen: Asthma und Nesselsucht

Bei etwa drei von tausend Menschen löst Aspirin das pfeifende Atmen und die Bronchialkrämpfe des Asthmas oder die Ausbrüche roter Quaddeln der Nesselsucht (Urtikaria) aus. Bei den Patienten mit Asthma oder chronischer Nesselsucht besteht ein ungefähr um 20 Prozent höheres Risiko einer allergischen Reaktion. Gelegentlich kommt es bei Menschen mit aspirinempfindlichem Asthma oder Nesselsucht innerhalb weniger Minuten nach Einnahme von Aspirin plötzlich zu einer lebensbedrohlichen Reaktion, die als Anaphylaxie bezeichnet wird. Dabei handelt es sich um einen medizinischen Notfall mit rasch einsetzenden Atembeschwerden. Jeder, der kurz nach der Einnahme von Aspirin Atemprobleme bekommt, sollte schleunigst zu einer Notfallaufnahme gebracht werden.

Die Ursachen der Aspirin-Allergie sind noch nicht geklärt, obwohl sie seit 1902 umfassend dokumentiert ist. Die meisten der Patienten, die auf Aspirin überempfindlich reagieren, zeigen die gleiche Überempfindlichkeit auch bei einigen anderen nichtsteroidalen entzündungshemmenden Substanzen wie Ibuprofen, Indometacin, Naproxen und Sulindac. Manche reagieren auch allergisch auf Paracetamol. Zum Glück können viele der Betroffenen desensibilisiert werden, indem man die Dosis schrittweise steigert.

Diejenigen, die an Asthma oder chronischer Nesselsucht leiden, sollten die Möglichkeit einer allergischen Reaktion auf Aspirin mit ihrem Arzt besprechen und zur Überprüfung einer möglichen Überempfindlichkeit einen »nasalen Allergietest« fordern. Bei diesem Test inhaliert man eine geringe Menge Aspirinpulver und prüft, ob eine Reaktion einsetzt. (Die Reaktionen sind meist sehr leicht.) Bei einer Aspirin-Überempfindlichkeit sollte man Aspirin oder andere Salizylate erst nach einer Desensibilisierung einnehmen, da ansonsten die Gefahr einer Anaphylaxie besteht, die schnell tödlich enden kann.

## Gicht

Personen, die an Gicht leiden, sollten ihren Arzt fragen, ob eine Einnahme von Aspirin zweckmäßig ist. Das Präparat könnte Gichtanfälle auslösen.

Die Gicht ist eine Form der Arthritis. Sie führt zu Entzündungen und vielfach heftigem Schmerz in einem oder mehreren Gelenken, am häufigsten im großen Zeh. Die Gicht entsteht durch eine Einlagerung von Harnsäure, einem Abfallstoff des Stoffwechsels, der im Urin vorkommt. Normalerweise filtern die Nieren die Harnsäure aus dem Blut. Bei Gichtkranken lagert sie sich jedoch teilweise in Kristallform in den Gelenken ab. Wenn diese Kristalle die Knochenhaut reizen, kommt es zu einem Gichtanfall. Aspirin kann den Harnsäurespiegel im Blut erhöhen und in die Wirkung der Gichtmedikamente eingreifen (Probenecid und Sulfinpyrazon).

# Degeneration der Makula

Die Makuladegeneration ist die Hauptursache für Sehschäden und Erblindung bei älteren Menschen. Die Makula ist der Teil der nervenreichen Netzhaut des Auges, der die Einzelheiten im Mittelpunkt des Sehfeldes erfaßt. Im Alter kann sich die Versorgung der Makula durch die Blutgefäße so sehr verschlechtert haben, daß das zentrale Sichtfeld verschwimmt bzw. das Sehen noch weiter erschwert wird. Das periphere Sehen wird dabei nicht eingeschränkt.

Einige Ärzte haben ihre Sorge darüber zum Ausdruck gebracht, daß die gerinnungshemmende Wirkung von Aspirin möglicherweise zu Makulablutungen beiträgt und die Degeneration beschleunigt. Diese Möglichkeit stellt ein potentiell ernstes Problem dar, da die Menschen mit dem größten Risiko einer Makuladegeneration – die Rentner – genau der Personenkreis ist, der höchstwahrscheinlich den größten Nutzen aus der prophylaktischen Wirkung von Aspirin beim Herzinfarkt und ischämischen Schlaganfall zieht.

Bisher haben sich wenige Studien mit dieser Frage beschäftigt. Die bisher größte und beste Studie untersuchte 732 Patienten mit Makuladegeneration. Sie erbrachte keinen Unterschied bei Augenblutungen zwischen denen, die Aspirin regelmäßig nahmen, und denen, die kein Aspirin einnahmen. Michael Klein von der Oregon Health Sciences University kommentierte dazu im *Journal of the American Medical Association*: »Gegenwärtig stützen die Daten nicht die Hypothese einer erhöhten Blutungshäufigkeit in Verbindung mit der Einnahme von Aspirin durch Patienten mit altersbedingter Makuladegeneration.«

Andererseits sollten Sie sich, wenn Sie an einer Makuladegeneration leiden, mit Ihrem Arzt beraten, ob für Sie Aspirin auf die Dauer zu empfehlen ist.

## Wechselwirkungen mit Vitaminen und Mineralien

Nehmen Sie nicht gleichzeitig Aspirin und Vitamin C, da es in dieser Kombination eine Magenverstimmung begünstigt.
Aspirin greift unter Umständen auch in die Resorption des Vitamins C, der Folsäure und des Eisens ein. Wenn Sie regelmäßig Aspirin einnehmen, könnte eine zusätzliche Versorgung mit diesen Substanzen angeraten sein. Kommt es zu einer Magenverstimmung, dann nehmen Sie Aspirin und Vitamin C zu unterschiedlichen Zeiten ein.

## Wechselwirkungen mit anderen Stoffen und Medikamenten

Neben den bereits erwähnten Gichtmedikamenten tritt Aspirin auch noch mit vielen anderen Stoffen in Wechselwirkung.

*Alkohol.* Wie bereits erwähnt, verstärkt Alkohol eine aspirinbedingte Magenverstimmung. Eine neuere Studie hat gezeigt, daß, im Vergleich zu dem allein durch Trinken entstandenen Blutalkoholspiegel, die Kombination von therapeutischen Aspirin-Dosen und Alkohol zu einem bedeutend höheren Alkoholspiegel im Blut führt – mit dem gesteigerten Risiko einer Vergiftung. Zwei andere, ähnlich gelagerte Studien erbrachten keine derartige Erhöhung. Damit bleibt die Frage offen, doch wäre Vorsicht bei der Verbindung von Aspirin und Alkohol durchaus angeraten.

*Antacida.* Diese Medikamente lindern eventuell nicht nur eine aspirinbedingte Magenverstimmung. Durch die schnellere Ausscheidung von Aspirin könnten sie dessen Wirkung herabsetzen.

*Betablocker, ACE-Hemmer und Schleifendiuretika.* Aspirin mindert möglicherweise die Wirkung dieser Blutdruckmedikamente. Wenn Sie eines dieser Medikamente einnehmen, sollten Sie Ihren Arzt oder Apotheker fragen, ob die gleichzeitige Einnahme von Aspirin angeraten ist.

*Kortikosteroide.* Diese entzündungshemmenden Präparate erhöhen die Ausscheidungsrate des Aspirins und könnten seine schmerzlindernde Wirkung beeinträchtigen. Zu den Kortikosteroiden zählen Dutzende Präparate aus: Kortison, Hydrokortison, Prednison, Prednisolon, Triamcinolon, Methylprednisolon, Paramethason, Dexamethason und Betamethason. Wenn Sie ein Kortikosteroid einnehmen, sollten Sie sich mit Ihrem Arzt oder Apotheker beraten, ob Sie gleichzeitig Aspirin einnehmen können.

*Diuretika.* Unter den vielen verschiedenen Typen von Diuretika können die Carboanhydrasehemmer – Diamox, Glaupax – das Risiko einer Aspirinvergiftung erhöhen. Wenn Sie diese Diuretika einnehmen, sollten Sie sich mit Ihrem Arzt oder Apotheker beraten, ob Sie gleichzeitig Aspirin einnehmen können.

*Insulin und Sulfonylharnstoffe.* Diese Substanzen werden zur Kontrolle des Blutzuckerspiegels bei Diabetikern eingesetzt. Mehr als zwei Gramm Aspirin pro Tag (etwa sechs Standardtabletten) senken den Blutzucker und könnten die Wirkung von Insulin und vielen Sulfonylharnstoff-Präparaten verstärken. Wenn Sie an Diabetes leiden, sollten Sie Ihren Arzt oder Apotheker fragen, ob es ratsam ist, Aspirin mit einem Diabetes-Medikament zu kombinieren.

*Methotrexat.* Diese Substanz wird bei der Behandlung der rheumatoiden Arthritis, der Schuppenflechte oder Psoriasis und verschiedenen Krebserkrankungen eingesetzt. Die gleichzeitige Einnahme von Aspirin kann den Methotrexatspiegel im Blut erhöhen. Auch hier sollten Sie Ihren Arzt oder Apotheker fragen, ob die gleichzeitige Einnahme von Aspirin angeraten ist.

*Nitroglyzerin*. Nitroglyzerin wird zur Schmerzbefreiung bei der Angina pectoris eingesetzt. Einige Studien deuten darauf hin, daß die gleichzeitige Anwendung von Aspirin zu einem starken Absinken des Blutdrucks und möglicherweise zur Ohnmacht führen kann. Wenn Sie Nitroglyzerin einnehmen, sollten Sie Ihren Arzt oder Apotheker zu einer gleichzeitigen Einnahme von Aspirin befragen.

*Nichtsteroidale Antiphlogistika (*NSAID*)*. Diese Präparate weisen eine aspirinähnliche schmerzlindernde und entzündungshemmende Wirkung auf. In Verbindung mit Aspirin erhöht sich das Risiko einer Magenverstimmung.

*Valproinsäure*. Die gleichzeitige Einnahme von Aspirin erhöht den Blutspiegel dieser antiepileptischen Substanz und deren Wirkung. In Deutschland wird Valproinsäure unter folgenden Handelsnamen verkauft: Convulex, Ergenyl, Leptilan, Mylproin, Orfiril. Wenn Sie Valproinsäure einnehmen, sollten Sie Ihren Arzt oder Apotheker fragen, ob er eine gleichzeitige Einnahme von Aspirin anrät.

Aspirin tritt möglicherweise auch mit weiteren Medikamenten in Wechselwirkung. Wenn Sie ein Präparat regelmäßig einnehmen, sollten Sie vor der Einnahme von Aspirin mit Ihrem Arzt oder Apotheker sprechen.

**Aspirin und Laborbefunde**

Zu den wichtigsten zählt hier die Stuhluntersuchung auf okkultes Blut beim kolorektalen Karzinom (siehe Kapitel 4). Bevor die kolorektalen Karzinome im Frühstadium Symptome verursachen, sondern sie winzige Mengen Blut ab, das für das Auge nicht sichtbar (okkult) ist, doch mit Hilfe eines chemischen Tests nachgewiesen werden kann. Die American Cancer Society empfiehlt für jeden, der über 50 Jahre alt ist, einen jährlichen Test auf okkultes Blut. Da Aspirin gastrointestinale Blutungen hervorruft, kann die Einnahme von Aspirin kurz vor der Stuhluntersuchung zu einem irrtümlich positiven Befund (falsch positiv) führen. Die Ärzte empfehlen daher, mehrere Tage – manchmal bis zu einer Woche – vor der Untersuchung kein Aspirin zu nehmen.

Aspirin beeinflußt möglicherweise auch andere Laboruntersuchungen. Wenn Sie Aspirin regelmäßig einnehmen, sollten Sie Ihren Arzt vor einer Laboruntersuchung davon in Kenntnis setzen.

## KAPITEL NEUN

# Aspirin und die Konkurrenz

Die am meisten in Deutschland verordneten Präparate, die Azetylsalizylsäure enthalten, sind: ASS-ratiopharm, Aspirin, ASS von ct, Delgesic, ASS Fridetten, ASS 500 Stada, Aspisol. Schaltet man das Fernsehgerät ein oder schlägt die Zeitung oder Zeitschrift auf, stößt man auf eine Werbung für diese und viele andere Aspirin-Konkurrenten. Niedrigdosiertes Aspirin ist *die einzige Substanz*, die nachweislich Herzinfarkte, Schlaganfälle und die anderen in Kapitel 1 bis 6 besprochenen Erkrankungen verhindert. Zudem sind sich die Experten darüber einig, daß in therapeutischen Dosierungen kein Konkurrent des Aspirins bei der Bekämpfung von Fieber, Schmerzen und Entzündungen wesentlich besser ist. Doch ist es angebracht, auf einige Unterschiede hinzuweisen:

- Aspirin und Ibuprofen lindern Entzündungen; Paracetamol nicht.
- Paracetamol belastet den Magen nicht so stark wie Aspirin und Ibuprofen.
- Ibuprofen hilft am besten bei Menstruationsbeschwerden und Zahnschmerzen.
- Aspirin sollte zur Behandlung von Fieber nicht bei Kindern angewendet werden. Hier ist Paracetamol das Mittel der Wahl (siehe Kapitel 10).
- Die neuesten Forschungsergebnisse deuten darauf hin, daß die Kombination von Aspirin–Koffein den Schmerz etwas wirksamer bekämpft als Aspirin allein.

Die in Deutschland am häufigsten verordneten Ibuprofen-

Präparate sind: Ibuprofen Klinge, Anco, Ibutad, Ibuprofen Stada, Imbun, ibuprof von ct, Ibuhexal, Dolgit, Ibuphlogont, Opturem.

Die in Deutschland am häufigsten verordneten Paracetamol-Präparate sind: Paracetamol-ratiopharm, ben-u-ron, Paracetamol von ct, paracetamol Stada, Mono praecimed, Captin.

## Die »anderen« Aspirin

Aspirin unter irgendeinem anderen Namen ist immer noch Aspirin. Zu den Medikamenten, für die am meisten geworben wird, zählen: Alka-Seltzer (alle Darreichungsformen), Anacin, Arthritis Pain Formula, Bayer, Bufferin (alle Darreichungsformen), Ecotrin, Emprin und Excedrin. Außerdem gibt es etwa ein Dutzend anderer Präparate: A.S.A., Ascriptin, Asperbuf, Aspercin, Aspergum, Aspermin, Aspirtab, Buff-A, Buffaprin, Buffasal, Cosprin, Measurin, Momentum, St. Joseph und andere. Einige sind einfache Aspirintabletten, andere sind zum Kauen oder mit einer magensaftresistenten Beschichtung versehen oder mit verzögerter Wirkstofffreigabe (Retardtabletten). Einige sind mit Antacida gepuffert, und andere enthalten etwas, was die Werbung unermüdlich eine »Kombination von Inhaltsstoffen« nennt.

*Einfaches Aspirin.* Zu diesen Produkten zählen Aspercin, Aspermin, Aspertab, Bayer aspirin, Cosprin, Emprin und Norwich aspirin. Sämtliche Aspirin-Präparate müssen nach den gleichen gesetzlich festgelegten Normen hergestellt werden. Somit ist trotz der Behauptung in der Werbung kein Medikament »reiner« oder »zuverlässiger« als generisches Aspirin. So enthalten die für Rückenschmerzen angepriesenen Doan's Pills Magnesiumsalizylat, das praktisch nichts weiter als Aspirin ist.

In Deutschland sind die häufigsten »einfachen« Präparate:

ASS-ratiopharm, Aspirin, ASS von ct, Delgesic, ASS Fridetten, ASS 500 Stada, Aspisol.

*Kaustreifen, magensaftresistente Mittel oder Mittel mit verzö-
gerter Wirkstofffreigabe.* Schon in den 50er Jahren gab es Aspergum zum Kauen, das Lawrence Craven zu Spekulationen
über eine Anwendbarkeit von Aspirin bei der Verhinderung
von Herzinfarkten veranlaßte. Doch es gibt einen Grund,
warum man sie heute noch nehmen sollte. Diejenigen, die
Probleme haben, Aspirintabletten ganz hinunterzuschlucken,
können sie einfach zerdrücken und mit Wasser oder Fruchtsaft mischen. Einige glauben auch, daß Aspergum Zahnschmerzen, Lippenausschlag und Halsentzündungen lindert.
Das stimmt schon – doch erst nachdem es den Magen passiert
hat und vom Blutkreislauf aufgenommen wurde. Mit Ausnahme bei Insektenstichen ist Aspirin kein topisch (auf der
Hautoberfläche) wirkender Schmerzstiller.

*Magensaftresistente Aspirin-Präparate* (Ecotrin, Halfprin, – in
Deutschland Colfarit). Sie tragen zur Verhinderung einer Magenverstimmung bei, da sich die Schutzschicht erst nach dem
Passieren des Magens auflöst. Sie sind eine vernünftige Alternative bei einem außergewöhnlich empfindlich reagierenden
Magen oder bei Arthritis-Patienten, die regelmäßig hohe Dosen davon einnehmen. Wer nur gelegentlich Aspirin braucht,
kann die Magenprobleme für gewöhnlich damit umgehen, indem er das generische Aspirin nach den Mahlzeiten einnimmt
und/oder die Tablette zerdrückt und mit Wasser oder Fruchtsaft vermischt einnimmt, so daß sie den Magen schneller passiert, als das in der festen Tablettenform der Fall wäre.
Magensaftresistente Schutzschichten sind gut, aber nicht per-
fekt. Gelegentlich lösen sie sich schon im Magen auf, so daß
ihr Nutzen ausbleibt. Manchmal lösen sie sich auch gar nicht
auf, wenn sie den Verdauungstrakt passieren. Die Tablette
wird ganz wieder ausgeschieden und kann so kein Fieber,
keine Schmerzen oder Entzündungen lindern. Schließlich be-

nötigen magensaftresistente Aspirintabletten auch länger, ehe sie ihre Wirkung entfalten – etwa 60 Minuten im Vergleich zu ungefähr 15 Minuten bei einfachem Aspirin.

Aspirin mit verzögerter Wirkstofffreigabe kann alle acht bis zwölf Stunden genommen werden, anstatt alle vier Stunden. Das kann beim Zubettgehen ein Segen sein, denn es lindert die ganze Nacht hindurch die Schmerzen. Dieser zusätzliche Nutzen hat aber auch seinen Preis. Aspirin mit verzögerter Wirkstofffreigabe ist teurer als generisches Aspirin. Die verzögerte Freigabe des Wirkstoffs hängt mit einer Schutzschicht zusammen, die der des magensaftresistenten Aspirins ähnelt. Die Reklame preist die gleichmäßige Abgabe von Aspirin in den Blutkreislauf an, obwohl die Freigabe durchaus sprunghaft erfolgen und zu Spitzen- und Tiefstwerten in der Aspirinkonzentration im Blut führen kann. Wenn irgend möglich, empfehlen Fachleute, alle vier Stunden zwei einfache Tabletten zu nehmen.

*Puffer.* Puffer sind Antacida (Mittel gegen Übersäuerung des Magensaftes), die zur Verhinderung von aspirinbedingten Magenschmerzen beitragen sollen. Gepuffertes Aspirin ist in Deutschland als Aspirin Direkt Kautabletten erhältlich. Wie bereits in Kapitel 8 erwähnt, hat die Forschung allerdings gezeigt, daß Bufferin – und andere gepufferte Medikamente – nicht wesentlich besser für den Magen sind als einfaches Aspirin. Sie enthalten nicht genug Antacida, um eine große lindernde Wirkung zu erzielen. Um den Magen zu schonen, sollten Sie Aspirin nur nach dem Essen, wenn der Magen gefüllt ist, nehmen oder die Tablette zerdrücken und mit Wasser oder Fruchtsaft gemischt einnehmen. Oder Sie nehmen es in magensaftresistenter Form oder kaufen zusammen mit Ihrem Aspirin ein rezeptfreies Antacidum. Jahrelang wurde in der Bufferin-Werbung auch behauptet, es »wirkt zweimal so schnell wie einfaches Aspirin«. Die gleiche Expertengruppe der National Academy of Sciences und des National Research Council, die schon 1971 die schonende

168

Wirkung von Bufferin widerlegt hatte, überprüfte das Produkt auch in bezug auf die angeblich schnellere Wirkung. Einige gepufferte Darreichungsformen von Aspirin werden in der Tat schneller als einfaches Aspirin vom Blutkreislauf resorbiert, doch nicht *zweimal so schnell,* und der Expertengruppe zufolge »gibt es keinen Hinweis darauf, daß die beschleunigte Resorptionsrate die Zeit des Einsetzens der Wirkung signifikant verkürzt«. 1986 gelangte die American Pharmaceutical Association in ihrem kompetenten *Handbook of Nonprescription Drugs* zu der gleichen Schlußfolgerung: »Kontrollierte klinische Studien liefern keinen Beweis dafür, daß mit gepuffertem Aspirin die Wirkung schneller einsetzt oder eine größere Schmerzlinderung erreicht wird als mit nichtgepuffertem Aspirin.«

Die einzige mögliche Ausnahme bildet Alka-Seltzer, die bekannte gepufferte Brausetablette, die eine spürbar schnellere Wirkung bieten könnte, weil sie neben der Pufferung außerdem noch in Wasser aufgelöst wird, was die Resorptionsgeschwindigkeit erhöht. Das Problem bei Alka-Seltzer besteht aber darin, daß es Natrium enthält. Wer eine salzarme Diät befolgt, darf nur beschränkt Natrium zu sich nehmen. Und diejenigen mit Bluthochdruck, Diabetes, einem Glaukom oder anderen Risikofaktoren für eine Herzerkrankung oder Schlaganfall sollten ihren Arzt um Rat fragen, bevor sie Medikamente mit hohem Natriumgehalt einnehmen.

*Kombinationen.* Lesen Sie die Bemerkungen ab Seite 175

Eine letzte Anmerkung: Aspirin hält sich nicht unbegrenzt. Anzeichen für eine Überlagerung ist ein starker Essiggeruch. Wenn Sie diesen Geruch bemerken, sollten Sie das Aspirin nicht mehr verwenden.

# Paracetamol

Aspirin ist vielleicht das von den Ärzten am meisten empfohlene Schmerzmittel, doch das führende Paracetamol-Medikament Tylenol wird von den Amerikanern gegenwärtig am meisten *verwendet*. Paracetamol-Präparate in Deutschland sind: Paracetamol-ratiopharm, ben-u-ron, paracetamol von ct, paracetamol Stada, Mono praecimed, Captin.

Paracetamol wurde 1955 in den USA eingeführt, in den 70er Jahren bekannt und ist in etwa 40 Prozent der rezeptfreien Schmerzmittel enthalten, vor allem weil es magenverträglicher ist als Aspirin und Ibuprofen.

Paracetamol besitzt weder den prophylaktischen medizinischen Nutzen von Aspirin noch seine entzündungshemmende Wirkung. Dennoch senkt es in Dosierungen von 325 mg bis 650 mg alle vier Stunden bei Erwachsenen wirksam Fieber und lindert Schmerzen.

Paracetamol ist das Mittel der Wahl bei fiebernden Kindern, Dosierungsempfehlungen finden Sie in Kapitel 10 oder auf der Packungsbeilage.

Paracetamol ist auch die Substanz bei einem verstimmten Magen, bei Kopfschmerzen und gegen das jämmerliche Gefühl bei einem Kater. Alkohol reizt den Magen. Also ist es am besten, beim »Katzenjammer danach« Aspirin und Ibuprofen aus dem Wege zu gehen, die beide die Magenschmerzen noch verschlimmern könnten.

Wie Aspirin verstärkt auch Paracetamol während einer Erkältung die Ausscheidung von Viren. Eine erhöhte Virenausscheidung könnte zu einer schnelleren Verbreitung der Erkältung beitragen. Eine Studie deutet an, daß Paracetamol (und Aspirin) mehr nasale Erkältungssymptome verursacht als Ibuprofen (siehe Kapitel 6).

Die Werbung für Tylenol in Amerika betont unermüdlich seine Verträglichkeit und behauptet, daß Extra-Strenght Tylenol der »in den Krankenhäusern am meisten eingesetzte« Schmerzstiller ist. Das kann ja sein, doch so harmlos ist Paracetamol nun auch wieder nicht. Die Behörden drängen die Verbraucher, nicht mehr als 4000 mg täglich (sechs extra-starke Tabletten) einzunehmen. Eine höhere Dosis führt zu Nebenwirkungen, die leider bisher der Öffentlichkeit wenig bekannt sind. In Dosen von mehr als 5000 mg/Tag über meh-rere Wochen sind Leberschäden nachgewiesen worden, die durch Alkohol noch verstärkt werden. Die Menschen, die am stärksten gefährdet sind, durch Paracetamol eine Lebervergif-tung zu erleiden, sind die Alkoholiker. Doch wer empfindlich ist, bei dem kann schon das Medikament allein die Leber schädigen.

In sehr hohen Dosen – über 10000 mg für Erwachsene, bei Kindern weniger – ist auch Paracetamol giftig. Zu den ersten Symptomen zählen: Magenschmerzen, Übelkeit, Erbrechen, Appetitverlust und Schweißausbrüche. Dann folgen drei bis fünf Tage scheinbarer Besserung, nach denen sich Schmerz-empfindlichkeit oder Schmerzen im rechten Oberbauch (Leber) einstellen. Es folgen Gelbsucht mit potentiellen Nie-ren- und Herzschäden, in schweren Fällen tritt auch der Tod ein. Bei Verdacht auf eine Paracetamol-Vergiftung müssen Sie sofort die 112 anrufen. Befolgen Sie genau die Anweisun-gen.

Bei Asthmatikern kann Paracetamol Asthmaanfälle auslösen, obwohl diese bei weitem nicht so häufig auftreten wie nach Aspirin. Asthmapatienten sollten ihren Arzt oder Apotheker um Rat fragen, ob sie Paracetamol einnehmen können.

Schwangere Frauen sollten möglichst gar keine Medikamente einnehmen, doch bei Fieber und Schmerzen empfehlen die meisten Ärzte Paracetamol. Schwangere fragen am besten ihren Arzt, bevor sie ein Medikament einnehmen.

Hohe Dosen von Paracetamol können zu Nierenschäden füh-ren. Wenn Sie an einer Nierenerkrankung leiden, sollten Sie Ihren Arzt fragen, ob dieses Medikament angeraten ist.

Paracetamol verursacht nur selten Magenverstimmungen. Also gibt es keinen Grund, eine gepufferte Version anzubie-ten. Doch genau das ist Bromo-Seltzer – Paracetamol und Natriumbikarbonat, ein Antacidum. Durch den Natriumgehalt ist Bromo-Seltzer für Menschen mit Bluthochdruck oder einer salzarmen Diät nicht geeignet. Patienten mit einem Glaukom, Diabetes oder anderen Risikofaktoren für eine Herzerkrankung oder einen Schlaganfall sollten ihren Arzt oder Apotheker fragen, ob dieses Medikament anzuraten ist.

## Ibuprofen

Ibuprofen wurde in Amerika 1974 in Form des verschreibungspflichtigen Medikaments Motrin eingeführt und war bald bei Frauen als Schmerzstiller für Menstruationsbeschwerden beliebt. Zehn Jahre später wurde Ibuprofen rezeptfrei und hat jetzt unter solchen Produktnamen wie Advil, Nuprin, Mediprеn, Midol und Trendar einen Markanteil von zirka 20 Prozent.

Ibuprofenpräparate in Deutschland sind: Ibuprofen Klinge, Anco, Ibutad, Ibuprofen Stada, Imbun, ibuprof von ct, Ibuhexal, Dolgit, Ibuphlogont, Opturem.

Wie Aspirin hemmt auch Ibuprofen durch seine Wirkung auf die Zyklooxygenase die Thromboxan-$A_2$-Synthese. Auf den ersten Blick könnte man also meinen, daß Ibuprofen die gleiche prophylaktische Wirkung bei Herzinfarkten und Schlaganfällen aufweisen mußte. Die Wirkung von Aspirin ist jedoch *irreversibel*, während die des Ibuprofen schnell *reversibel* ist. Für den Körper ist dieser Unterschied von ausschlaggebender Bedeutung. Ibuprofen hat bei den in den Kapiteln 1 bis 6 besprochenen Erkrankungen keinen prophylaktischen Wert. In hohen Dosen (600 bis 1800 mg/Tag) hemmt Ibuprofen die Thrombozytenaggregation und verlängert die Blutungszeit. Doch im Unterschied zum Aspirin, das die Blutung nach einer einzelnen Dosis bis zu eine Woche verlängert, verlischt die Wirkung von Ibuprofen nach 24 Stunden, was mit einem geringeren Risiko von Blutungskomplikationen verbunden ist.

172

Ibuprofen lindert stärker den Schmerz als Aspirin. Die Linderung hält zudem länger an. Eine Dosis von 100 mg Ibuprofen stillt den Schmerz so effektiv wie eine Standardtablette Aspirin mit 325 mg. Und während Aspirin etwa vier Stunden lang wirkt, ist Ibuprofen bis zu sechs Stunden wirksam. Die Standarddosis von Ibuprofen als Schmerzmittel beträgt alle vier bis sechs Stunden 200 bis 400 mg/Tag, wobei die Höchstdosis bei 1200 mg am Tag liegt. Je höher die Dosis, bis 400 mg, desto stärker wird der Schmerz gedämpft. Bei noch höheren Dosen konnten Studien keinen zusätzlichen Nutzen feststellen. Die entzündungshemmende Dosis liegt bei 300 bis 600 mg Ibuprofen alle vier bis sechs Stunden bei einer täglichen Maximaldosis von 2400 mg.

Besonders wirksam ist Ibuprofen bei Menstruationsschmerzen (primäre Dysmenorrhoe), von denen etwa 50 Prozent der Frauen im gebärfähigen Alter betroffen sind. Mehrere Studien haben gezeigt, daß Ibuprofen dem Aspirin »eindeutig überlegen« ist. Die empfohlene Dosis beträgt anfangs 400 bis 800 mg, dann viermal am Tag bis zu 400 mg während der Zeit, in der Krämpfe, Rückenschmerzen, Unwohlsein und andere Symptome auftreten.

Andere Studien erbrachten, daß 400 mg Ibuprofen dem Aspirin (650 mg) und sogar dem Kodein (60 mg) bei der Schmerzbehandlung nach chirurgischen Eingriffen im Zahn- und Kieferbereich überlegen sind. (Aspirin hier nicht zu empfehlen, da es postoperative Blutungen am stärksten verlängert.)

Eine Überdosierung von Ibuprofen ist selten, aber möglich. Das größte Risiko besteht bei alten Menschen und Kindern unter drei Jahren.

Wie Aspirin kann auch Ibuprofen zu Magenverstimmung und gastrointestinalen Blutungen führen. Es treten jedoch weniger gastrointestinale Nebenwirkungen auf, und in Dosierungen bis 1200 mg/Tag kommt es, wenn überhaupt, nur zu geringen gastrointestinalen Blutungen.

Obwohl Ibuprofen nur für kurze Zeit die Blutung verlängert, sollten doch Menschen mit Gerinnungsstörungen oder jene, die Antikoagulanzien einnehmen, ihren Arzt oder Apotheker fragen, ob Ibuprofen und das Antikoagulans gleichzeitig genommen werden sollten.

Wie Aspirin erhöht auch Ibuprofen während Erkältungen die Ausscheidungsrate von Viren, was die Verbreitung von Erkältungen fördern könnte. Einen eindeutigen Beweis dafür gibt es bis jetzt jedoch nicht. Eine jüngere Studie zeigt, daß im Vergleich zu Aspirin und Paracetamol das bei einer Erkältung angewendete Ibuprofen weniger die Nase zuschwellen läßt, und die Nase nicht so stark läuft.

Ibuprofen könnte sich auf die Funktion der Nieren auswirken und zur Ansammlung von Natrium und Wasser führen. Wer an einer Nierenerkrankung, an Bluthochdruck, Diabetes, einem Glaukom, einer Stauungsherzinsuffizienz leidet oder einen Herzinfarkt, TIA oder Schlaganfall hatte, sollte seinen Arzt fragen, ob dieses Medikament angeraten ist.

Menschen, die an Nesselsucht oder Asthma erkrankt waren oder an einer Aspirin-Überempfindlichkeit leiden, sollten ebenfalls einen Arzt zur Anwendung von Ibuprofen befragen. Wie Aspirin kann auch Ibuprofen Nesselsucht und Asthmaanfälle und gelegentlich eine Anaphylaxie auslösen. Wer auf Aspirin überempfindlich reagiert, ist häufig auch auf Ibuprofen allergisch.

Wer an systematischem Lupus erythematodes leidet, sollte kein Ibuprofen einnehmen. Starke Reaktionen sind möglich.

Ibuprofen ist ein nichtsteroidales Antiphlogistikum (NSAID). Jeder, der bereits ein NSAID nimmt, sollte seinen Arzt oder Apotheker fragen, ob die gleichzeitige Einnahme von Ibuprofen möglich ist.

Schwangere Frauen sollten Ibuprofen nur nehmen, wenn ihr betreuender Arzt es empfiehlt. Stillende Mütter können davon bis zu 2400 mg täglich einnehmen. Es kommt zu keiner meßbaren Ausscheidung der Substanz in die Muttermilch.

## Kombinationen

Die Arzneimittelfirmen bieten zwei Kombinationen an, um Fieber zu senken oder Schmerzen zu stillen: Aspirin und Koffein sowie Aspirin mit Paracetamol und Koffein. Aspirin und Koffein ist in Deutschland als Aspirin forte erhältlich.

*Aspirin-Koffein.* Zu den Produkten zählen: Anacin, Midol (einige Darreichungsformen) und BC Tablet und BC Powder. Diese Produkte enthalten alle ungefähr 32 mg Koffein, etwa ein Viertel der Menge einer Tasse Kaffee. Während der 70er Jahre fanden Forscher der American Medical Association »keinen Hinweis« darauf, daß eine derart geringe Dosis Koffein in irgendeiner Weise zur Wirkungsverstärkung von Aspirin beiträgt.

Doch zeigten drei jüngere Studien – zu Kopfschmerzen, Halsentzündung und zu Schmerzen nach zahnärztlichen Operationen –, daß die Kombination von Aspirin mit 64 mg Koffein, die Menge, die in zwei kombinierten Tabletten enthalten ist, eine »signifikant größere Schmerzlinderung« bot als entweder einfaches Aspirin oder Paracetamol. Um herauszufinden, ob Ihnen etwas Koffein eine zusätzliche Linderung verschafft, können Sie Aspirin forte ausprobieren. Oder Sie nehmen einfach Aspirin mit einer Tasse Kaffee oder Tee oder einem Glas koffeinhaltiger Cola.

*Aspirin-Paracetamol-Koffein.* Zu den amerikanischen Produkten zählen: Excedrin Extra Strenght, Trigesic, Vanquish und andere. Diese dreifache Kombination enthält meistens 200 mg Aspirin, 200 mg Paracetamol und 30 mg Koffein, ausgenommen Excedrin mit 65 mg Koffein. Die American Pharmaceutical Association spricht sich gegen die Kombination von Aspirin und Paracetamol aus, da der Nutzen unbedeutend ist und die möglichen Risiken noch nicht entsprechend geklärt wurden. Andererseits sind diese Medikamente von der staatlichen Kontrollbehörde (Food and Drug Association) FDA zugelassen. Also muß diese Behörde davon überzeugt sein, daß diese Produkte verhältnismäßig sicher sind.

Aspirin + Paracetamol + Koffein ist in Deutschland als Thomapyrin und Neuralgin erhältlich.

Wenn Sie diese Kombination einmal ausprobieren, kann es durchaus sein, daß die schmerzlindernde Wirkung die der beiden einzelnen Medikamente übersteigt. Sie können aber auch ein niedrigdosiertes generisches Aspirin und Paracetamol einzeln kauen und es zusammen mit einer Tasse Kaffee oder Tee oder einem Glas koffeinhaltiger Cola einnehmen.

## KAPITEL ZEHN

# Aspirin und Kinder:
# Eltern, Achtung!

Vor dreißig Jahren gaben Eltern ihren kleinen Kindern Aspirin in der Kinderdosierung, und die amerikanischen Reklamesendungen für das St. Joseph Aspirin für Kinder waren auf dem Schwarz-Weiß-Bildschirm so vertraut wie der »Mickey Mouse Club«. Doch Anfang der 80er Jahre erbrachten verschiedene Studien, daß die Aspirin-Behandlung von fiebernden Kindern mit der Ausbildung des Reye-Syndroms in Verbindung stehen würde. Das Reye-Syndrom entwickelte sich nur nach einer Aspirin-Behandlung bei Kindern mit Erkältungen, Grippe und Windpocken. Eltern können jedoch nicht immer erkennen, was beim Kind Fieber hervorgerufen hat. Um sicherzugehen, gaben die meisten Eltern bei *sämtlichen* Fiebererkrankungen ihrer Kinder kein Aspirin mehr. Heute ist Paracetamol eindeutig das Mittel der Wahl bei Schmerzen und Fieber im Kindesalter.

## Dr. Kapila und Dr. Reye

C. C. Kapila – er war in den 50er Jahren Arzt in Südindien – ereilte das gleiche Schicksal wie Lawrence Craven – nur schlimmer. Dreißig Jahre nachdem Craven erklärt hatte, daß Aspirin einen Herzinfarkt verhindern könnte, ist sein Beitrag zur medizinischen Prophylaxe umfassend gewürdigt worden. Kapila ist dieses Glück nicht zuteil geworden. Fünf Jahre bevor Dr. Ralph Douglas Kenneth Reye das »Reye-Syndrom« identifizierte, nannte Kapila die gleiche Erkrankung »Kapila-Krankheit«. 1975 unternahmen Forscher des Children's Hospital von Milwaukee in einem kurzen Bericht über das Reye-Syndrom im *Journal of the American Medical Association* den Versuch, die Erkrankung in Kapila-Reye- Syndrom umzubenennen, doch erfolglos. An Reyes Arbeit erinnert man sich wohlwollend, Kapila ist fast vergessen.

Kapila machte seine Entdeckung, als er die Krankengeschichte von 9459 indischen Kindern überprüfte, die im Winter 1957–1958 an der Grippe Typ A, der schwersten Form, erkrankt waren. Bei dreißig Kindern (0,3 Prozent) kam es zu diesen ernsten, zuweilen tödlichen Störungen des Zentralnervensystems und der Leber. Kapila und seine Kollegen veröffentlichten ihre Erkenntnisse 1958 im *British Medical Journal.* Merkwürdigerweise fand dieser Artikel in dem anerkannten medizinischen Fachblatt kaum Beachtung. Fünf Jahre später, 1963, erschien der Bericht des Pathologen Reye (1912–1977) aus dem australischen Sydney in einer anderen britischen Fachzeitschrift, *The Lancet.* Von 1951 bis 1962 hatte er bei australischen Kindern 21 Fälle einer seltsamen Störung mit Hirn- und Leberschäden diagnostiziert.

Innerhalb weniger Jahre nach Reyes Artikel konnte man in medizinischen Zeitschriften regelmäßig Fallberichte zum Reye-Syndrom lesen. 1977 hielten es die amerikanischen Centers for Disease Control (CDC) in Atlanta für wichtig und ernst genug, ein nationales Beobachtungsprogramm zu genehmigen. Von 1977 bis einschließlich 1982 erfaßten die CDC im Durchschnitt jedes Jahr etwa 250 Fälle, wobei die Sterbeziffer bei 25 Prozent lag. Schätzungsweise 4000 Fälle vom Reye-Syndrom wurden seit 1970 in den USA gemeldet. Typischerweise entwickelt sich das Reye-Syndrom bei Kindern, die sich von Erkältungen, Grippe oder Windpocken erholen. Plötzlich fangen Sie an, ständig zu erbrechen. Dem folgen Lethargie, Orientierungsstörungen, Feindseligkeit, Nichterkennen von Familienmitgliedern und zuckende Bewegungen. Innerhalb von wenigen Tagen verfallen die Kinder, bei denen sich keine Besserung einstellt, in Koma und sterben. Bei der Autopsie stellt man eine schwere Leberdegeneration fest.

Die Ursachen des Reye-Syndroms blieben ein Rätsel, bis 1982 drei Studien dieses Syndrom mit der Aspirin-Behandlung von Viruserkrankungen in Verbindung brachten.

- Forscher der CDC verglichen die Krankengeschichte von 25 Kindern aus Michigan mit Reye-Syndrom mit Kindern, die nicht an dieser Krankheit erkrankten (paarige Kontrolle). Der einzige signifikante Unterschied war die Anwendung von Aspirin zur Behandlung von winterlichen Erkältungen und Grippe. »Obwohl das Reye-Syndrom auch ohne die Einnahme von Aspirin entstehen kann«, schrieben die Forscher im *Journal of the American Medical Association*, »lassen unsere Daten darauf schließen, daß Aspirin während einer Viruserkrankung eingenommen zu dessen Herausbildung beiträgt.
- Forscher des Gesundheitsministeriums von Ohio verglichen 97 Fälle mit Reye-Syndrom bei Kindern dieses Bundesstaates mit paarigen Kontrollen. Wieder ergab sich als einziger wesentlicher Unterschied, daß die betroffenen Kinder bei einer Virusinfektion Aspirin erhalten hatten.
- Forscher aus Arizona kamen bei 19 von ihnen untersuchten Fällen von Reye-Syndrom zu der gleichen Schlußfolgerung.

Der Arizona-Bericht wurde in der Zeitschrift *Pediatrics* von zwei sich widersprechenden redaktionellen Artikeln begleitet. Der eine forderte »Anstrengungen der gesamten Gemeinschaft«, um die Eltern davon abzubringen, ihre Kinder bei virusbedingter Fiebererkrankung mit Aspirin zu behandeln: »Jede dieser Studien ist für sich genommen statistisch signifikant. Zusammengenommen ist ihre Signifikanz überragend. Rein logisch betrachtet, ist es unwahrscheinlich, daß diese Ergebnisse nur eine Folge des Zufalls sind.« Der andere Artikel tat die Studien als methodisch mangelhaft ab.
Um das Problem zu lösen, führte der amerikanische öffentliche Gesundheitsdienst eine Studie durch, die 1985 die Verbin-

dung Aspirin–Reye-Syndrom bestätigte. Seitdem raten Ärzte dringend davon ab, Kindern, die an einer Virusinfektion erkrankt sind, Aspirin zu geben. Und viele sprechen sich bei sämtlichen fieberhaften Erkrankungen im Kindesalter gegen eine Aspirin-Behandlung aus. Das Reye-Syndrom ist bei Kindern über 16 Jahre selten, doch viele Ärzte drängen die Eltern, bis zum 18. Lebensjahr Fieber mit Paracetamol zu behandeln.

Da immer weniger Eltern ihren fiebernden Kindern Aspirin verabreichen, ist die Anzahl der am Reye-Syndrom erkrankten Kinder stark zurückgegangen. 1982, als der Zusammenhang zwischen Aspirin und dem Reye-Syndrom erstmals aufgezeigt wurde, waren 213 Fälle bekannt. 1989 gab es nur noch 27.

Bei Erwachsenen ist das Reye-Syndrom äußerst selten, obwohl in den USA mindestens 25 Fälle bekannt sind. Wenn Sie diesbezüglich besorgt sind, können Sie bei Fieber auf Paracetamol zurückgreifen.

Jüngst wurde das Reye-Syndrom auch bei einigen Erwachsenen diagnostiziert, die an AIDS starben. Ein möglicher Zusammenhang mit Aspirin ist noch nicht geklärt.


»Wehwehchen« der Kinder und Aspirin

Da Paracetamol das Mittel der Wahl bei fiebernden Kindern geworden ist, geben es die Eltern automatisch auch bei den alltäglichen Beulen, Kratzern, Schnittwunden und anderen kleineren Verletzungen. Dagegen ist nichts einzuwenden. Doch wenn das Kind ansonsten gesund ist und keine erhöhte Temperatur hat, dann gibt es keinen Grund, Aspirin nicht Kindern zu verabreichen. Die Standardtablette für Kinder enthält 81 mg Aspirin, ein Viertel der Standarddosis für Erwachsene. In der Aspirinpackung für Kinder werden Sie zwar Dosierungshinweise finden, doch hier folgen die Empfehlungen der American Pharmaceutical Association:

180

| Alter des Kindes | Anzahl der Tabletten (81mg) | Höchstzulässige Gesamtdosis für 24 Stunden (mg) |
|---|---|---|
| unter 2 | nach Anweisung des Arztes | |
| 2– 4 | 2 (162 mg) | 800 |
| 4– 6 | 3 (243 mg) | 1200 |
| 6– 9 | 4 (324 mg) | 1600 |
| 9–11 | 5 (405 mg) | 2000 |
| 11–12 | 6 (486 mg) | 2400 |

Keinem Kind sollte ohne ärztliche Anweisung mehr als drei Tage hintereinander ein rezeptfreies Schmerzmittel gegeben werden. Wenn Sie nicht wissen, wieviel und wie oft Aspirin – oder ein anderes Medikament – Sie Ihrem Kind geben können, wenden Sie sich an Ihren Arzt oder Apotheker.

### Die Aspirin-Kindertablette jetzt für Erwachsene

Aufgrund der Besorgnis wegen des Reye-Syndroms wandten sich die Eltern in den 80er Jahren schnell von der Acetylsalizylsäure ab, und der Absatz von Aspirin für Kinder ging drastisch zurück. 1988 stellte die Arzneimittelfirma Plough aus Memphis, Tennessee, den Verkauf der St. Joseph Aspirin für Kinder ein.

Gleichzeitig etablierte sich der Ruf von Aspirin bei der Prophylaxe von Herzinfarkten und Schlaganfällen, und es stellte sich heraus, daß mit einer Stärke von 81 mg die Aspirintablette für Kinder eine Möglichkeit darstellt, die jetzt von einigen Ärzten zur Prophylaxe empfohlenen Dosen einzunehmen. Heute raten viele Ärzte Patienten mit einem Risiko für Herzinfarkt, Schlaganfall, Kolonkarzinom oder den anderen in den Kapiteln 1 bis 6 besprochenen Erkrankungen, statt der Standardtablette mit 325 mg die Kindertablette einzunehmen. Jetzt nennt man sie nur nicht mehr »Kindertablette«: Die Firma Plough hat ihr altes Produkt als St. Joseph Adult Aspirin Low Strength wieder zum Leben erweckt.

## KAPITEL ELF

# Sollten Sie regelmäßig Aspirin nehmen? Wenn ja, wieviel?

Es gibt keinen Zweifel daran: Aspirin wirkt Wunder und ist möglicherweise das kostengünstigste prophylaktische Medikament aller Zeiten. Doch obwohl es nicht verschreibungspflichtig ist, bestehen Risiken und einige Menschen sollten es nicht nehmen – auch nicht in den geringen prophylaktischen Dosierungen. Wenn Sie der Meinung sind, daß Aspirin zu Ihrem Wohlbefinden beitragen könnte, lesen Sie sich die Fragen in diesem Kapitel durch, und diskutieren Sie dann die Antworten – und Ihre persönliche gesundheitliche Situation – mit Ihrem Arzt. Selbst wenn Ihnen Aspirin augenscheinlich nicht schaden würde, könnte es doch sein, daß Ihr Arzt wichtige Aspekte Ihrer Anamnese kennt, die eventuell gegen die Anwendung von Aspirin sprechen. Unter Umständen sind Ihrem Arzt einige der neuen Anwendungen und Nebenwirkungen von Aspirin *unbekannt*. Nehmen Sie dieses Buch mit zum Arzt, so daß der Arzt oder die Ärztin die Sie betreffenden Abschnitte nachlesen und die relevanten Literaturverweise überprüfen kann.

*Besteht bei Ihnen das Risiko einer Herzerkrankung?*
- Hatten Sie bereits einen Herzinfarkt, einen Angina-pectoris-Anfall, eine Herzrhythmusstörung, eine Herzstauungsinsuffizienz, eine rheumatische Herzerkrankung oder irgendein anderes Problem mit dem Herzen oder dem Kreislauf? Wenn ja, dann empfiehlt der Arzt möglicherweise die regelmäßige Einnahme von niedrigdosiertem Aspirin.
- Hatte einer Ihrer Blutsverwandten – Mutter, Vater, Schwe-

ster, Bruder, Kinder, Großeltern oder blutsverwandte Tanten und Onkel – einen Herzinfarkt, eine Angina pectoris, eine Herzstauungsinsuffizienz, Angioplastie, Bypass-Operation oder Herzrhythmusstörung? Ist einer Ihrer Verwandten an einer Herzerkrankung gestorben? Je mehr Herzerkrankungen in Ihrer Familie vorliegen, desto größer ist Ihr Risiko, an einem Herzleiden zu erkranken.

- Wie alt sind Sie? Ab dem 40. Lebensjahr etwa erhöht sich jedes Jahr die Wahrscheinlichkeit, daß Ihr Arzt Ihnen regelmäßige niedrige Aspirin-Dosen empfehlen wird.
- Leiden Sie an Diabetes? Mehr als 80 Prozent der Diabetiker sterben an Herz-Kreislauf-Erkrankungen. Die bis heute zur Verfügung stehenden Berichte haben gezeigt, daß die regelmäßige Einnahme von niedrigdosiertem Aspirin bei Patienten mit diabetischer Retinopathie sicher ist. Immer mehr Ärzte empfehlen für Diabetiker regelmäßige, niedrige Aspirin-Dosen.
- Rauchen Sie? Oder haben Sie erst kürzlich das Rauchen aufgegeben? Rauchen erhöht das Risiko einer Herz-Kreislauf-Erkrankung. Wenn Sie rauchen, hören Sie auf damit. Außerdem empfehlen die Ärzte zunehmend auch bei Rauchern und ehemaligen Rauchern niedrigdosiertes Aspirin.
- Leiden Sie an hohem Blutdruck? Wenn ja, dann sollten Sie Ihren Blutdruck durch Veränderungen in der Lebensweise und möglicherweise auch durch Medikamente senken. Auch bei Bluthochdruck empfehlen Ärzte immer öfter niedrigdosiertes Aspirin.
- Sind Ihre Cholesterinwerte zu hoch? Die Cholesterinkonzentration läßt sich durch ein Mehr an körperlicher Betätigung, eine fettarme Ernährung und auch durch Medikamente verringern. Außerdem empfehlen immer mehr Ärzte bei stark erhöhten Cholesterinwerten niedrigdosiertes Aspirin.
- Sind Sie stark übergewichtig? Wer nach klinischen Gesichtspunkten übergewichtig ist – 20 Prozent über dem empfohlenen Wert – sollte durch eine Kombination von re-

gelmäßiger körperlicher Betätigung, einer fettarmen Ernährung und eventuell ärztlicher Hilfe sein Gewicht reduzieren. Auch hier empfehlen Ärzte in zunehmendem Maße niedrigdosiertes Aspirin.

- Fühlen Sie sich oft unter Zeitdruck und ungeduldig, vor allem beim Anstehen? Wenn ja, dann sind Sie vielleicht ein Typ A. Eine Beratung könnte Ihnen helfen zu entspannen. Darüber hinaus empfehlen Ärzte beim Typ A immer öfter niedrigdosiertes Aspirin.

- Nehmen Sie empfängnisverhütende Medikamente? Wenn ja, und wenn Sie älter als 35 sind und bei Ihnen einer der oben genannten Risikofaktoren besteht, dann sollten Sie mit Ihrem Gynäkologen die Wahl des Kontrazeptivums überprüfen. Außerdem empfiehlt Ihr Arzt möglicherweise niedrigdosiertes Aspirin.

*Besteht bei Ihnen ein Schlaganfallrisiko?*

- Die Risikofaktoren für den Schlaganfall sind mit denen der Herzerkrankung vergleichbar. Der Bluthochdruck spielt eine besondere Rolle. Ebenfalls wichtig sind eine Familienanamnese, das Alter, Diabetes, Rauchen und Cholesterin.

- Haben Sie bereits einen Schlaganfall oder einen transitorischen ischämischen Anfall (TIA) erlitten? Wenn ja, dann ist es möglich, daß Ihr Arzt Ihnen niedrigdosiertes Aspirin vorschlägt.

- Sind bei Ihnen Karotisgeräusche zu hören? Anomalien in der Halsschlagader erhöhen das Risiko für einen Schlaganfall. Ihr Arzt wird möglicherweise die Einnahme von niedrigdosiertem Aspirin befürworten.

*Besteht bei Ihnen das Risiko einer anderen thrombotischen Erkrankung?*

- Leiden Sie an einer peripheren Arterienerkrankung, intermittierendem Hinken, chronisch geschwollenen Fußknöcheln oder an einer Venenentzündung? Wenn ja, empfiehlt Ihr Arzt gegebenenfalls niedrigdosiertes Aspirin.

*Besteht bei Ihnen ein Risiko für das kolorektale Karzinom?*

- Ist jemand in Ihrer Familie an einem kolorektalen Karzinom erkrankt? Treten in Ihrer Familie häufig Dickdarmpolypen auf? Wenn ja, dann empfiehlt Ihr Arzt möglicherweise niedrigdosiertes Aspirin.
- Wie alt sind Sie? Ab dem 50. Lebensjahr wird es mit jedem Jahr wahrscheinlicher, daß Ihr Arzt Ihnen niedrigdosiertes Aspirin empfiehlt.
- Leiden Sie an einer Dickdarmentzündung (Kolitis)? Wenn ja, besteht bei Ihnen eventuell ein erhöhtes Risiko für den Dickdarmkrebs, und Ihr Arzt könnte Ihnen niedrigdosiertes Aspirin empfehlen.
- Essen Sie fettreich und ballaststoffarm? Wenn ja, so ist es möglich, daß bei Ihnen ein Risiko für ein kolorektales Karzinom besteht. Die American Cancer Society empfiehlt eine Umstellung der Ernährung auf weniger Fett und mehr Ballaststoffe, indem Sie mehr Vollkorn, Frischobst und Gemüse verzehren. Zusätzlich empfiehlt Ihr Arzt möglicherweise niedrigdosiertes Aspirin.

*Sind Sie schwanger, oder wollen Sie es werden?*

- Im allgemeinen sollten schwangere Frauen nur auf ärztliche Anweisung Aspirin (oder ein anderes Medikament) einnehmen. Wenn bei Ihnen das Risiko von schwangerschaftsbedingtem Bluthochdruck oder einer Plazentainsuffizienz besteht oder wenn Sie Lupus-Antikoagulans-Autoantikörper besitzen, könnte Aspirin helfen. Fragen Sie Ihren Arzt oder Schwangerschaftsberater.

*Leiden Sie an Migräne?*

- Einige Studien (siehe Literaturverweis für Kapitel 6) deuten darauf hin, daß niedrigdosiertes Aspirin zur Verhinderung von Migräne beitragen könnte. Beraten Sie sich mit Ihrem Arzt.

*Besteht bei Ihnen ein Kataraktrisiko?*

● Zu den Risikofaktoren zählen: eine Familienanamnese, Rauchen, Diabetes, Kurzsichtigkeit, bestimmte Augenverletzungen, Einnahme von Kortikosteroiden und Strahlenbelastung. Einige Studien (siehe Literaturverweis für Kapitel 6) ist zu entnehmen, daß niedrigdosiertes Aspirin zur Verhinderung von Katarakten beitragen könnte. Besprechen Sie auch das mit Ihrem Arzt.

*Leiden Sie an diabetischer Retinopathie?*

● Bisher gibt es dazu zwei Studien. Nur eine verweist auf einen prophylaktischen Wert von niedrigdosiertem Aspirin. Diese Studien sind im Literaturverweis für Kapitel 6 aufgeführt. Beraten Sie sich darüber mit Ihrem Arzt.

*Leiden Sie an Schlaflosigkeit, Gewichtsproblemen oder Zöliakie?*

● Die Beweise sind zwar vage, doch lassen einige Studien und Fallberichte (siehe Literaturverweis für Kapitel 6) vermuten, daß Aspirin helfen könnte. Konsultieren Sie zu dieser Frage Ihren Arzt.

*Ist bei Ihnen der Ersatz eines Hüftgelenkes geplant?*

● Aspirin – vor der Operation eingenommen – könnte zur Verhinderung von Komplikationen beitragen. Die einzige Studie zu diesem Thema ist im Literaturverweis von Kapitel 6 angeführt. Reden Sie mit Ihrem Arzt über diese Möglichkeit.

*Ihr Magen verträgt Aspirin nicht*

● Wie bereits in Kapitel 9 erläutert, gibt es mehrere Möglichkeiten, einer aspirinbedingten Magenverstimmung zu begegnen. Wenn Ihr Magen Aspirin nicht verträgt, sollten Sie diese Nebenwirkung Ihrem Arzt mitteilen.

*Bestehen bei Ihnen Blutungsprobleme?*
- Wenn bei Ihnen leicht Prellungen (blaue Flecke) auftreten, sich rote Flecken im Augapfel bilden, Sie ein gerinnungshemmendes Medikament einnehmen, eine Operation bevorsteht oder Sie an einem Vitamin-K-Mangel, an Hämophilie, an der Willebrand-Jürgen-Krankheit oder einer anderen Gerinnungsstörung leiden, rät Ihr Arzt unter Umständen von der regelmäßigen – eventuell auch jeglicher – Anwendung von Aspirin ab.

*Leiden Sie an einer Magen-Darm-Erkrankung?*
- Wenn Sie an Geschwüren leiden, eine Eisenmangelanämie oder alkoholbedingte Magen-Darm-Probleme haben, werden Sie Aspirin vielleicht nicht vertragen, auch nicht in niedrigen, prophylaktischen Dosierungen. Beraten Sie sich mit Ihrem Arzt.

*Haben Sie Hörschwierigkeiten?*
- Therapeutische Aspirin-Dosen können zu Ohrklingen (Tinnitus) führen. Wenn Sie an Tinnitus oder einer anderen Hörstörung leiden, sollten Sie Ihren Arzt fragen, ob die Einnahme von Aspirin angeraten ist.

*Leiden Sie an Asthma oder Nesselsucht?*
- Wenn ja, dann reagieren Sie eventuell überempfindlich auf Aspirin. Besprechen Sie die Situation mit Ihrem Arzt.
- Bei Überempfindlichkeit auf Aspirin ist eine Desensibilisierung möglich. Fragen Sie Ihren Arzt.

*Leiden Sie an Gicht?*
- Aspirin könnte Gichtanfälle auslösen. Bei einer Gichterkrankung sollten Sie Ihren Arzt fragen, ob Sie Aspirin einnehmen können.

*Besteht bei Ihnen eine Makuladegeneration?*
- Bei Drucklegung der amerikanischen Ausgabe dieses Buches war noch kein Zusammenhang zwischen niedrigdosiertem Aspirin und einer beschleunigten Makuladegeneration aufgezeigt worden. Wenn Sie aber an dieser Form der Sehstörung leiden, sollten Sie Ihren Arzt fragen, ob die Einnahme von Aspirin angeraten ist.

*Nehmen Sie regelmäßig Vitamin C, Folsäure oder Eisen ein?*
- Aspirin könnte deren Resorption beeinflussen. Besprechen Sie die Situation mit Ihrem Arzt oder einem Diätspezialisten.

*Nehmen Sie regelmäßig andere Präparate ein?*
- Aspirin tritt in Wechselwirkung mit vielen anderen Medikamenten. Überprüfen Sie die Liste in Kapitel 8. Wenn Sie eines der dort aufgeführten Präparate einnehmen, sollten Sie Ihren Arzt fragen, ob Aspirin angeraten ist.

## Wie hoch sollte die Dosis sein?

Wenn Ihr Arzt Ihnen mitteilt, daß eine regelmäßige Einnahme von niedrigdosiertem Aspirin bei Ihnen nützlich sein könnte, stellt sich als nächstes die Frage: Wieviel? Die jüngsten Forschungsergebnisse haben gezeigt, daß bereits eine Dosis von 30 mg für den Schlaganfall von großem prophylaktischen Wert ist. Die Wirkung beruht auf dem gleichen Mechanismus, der Aspirin bei der Verhinderung von Herzinfarkten so nützlich macht, nämlich in der Hemmung der Zyklooxygenase, was die Bildung von Thromboxan-$A_2$ unterbindet und die Wahrscheinlichkeit einer Thrombose verringert. Reichen täglich 30 mg, um einen Herzinfarkt zu verhindern? Vielleicht, vielleicht auch nicht.
Bei den im Kapitel 1 beschriebenen Aspirin-Herzinfarkt-Studien verabreichten die Forscher Dosierungen von 324 mg

alle zwei Tage bis zu 1500 mg täglich. Doch bis heute gibt es nur wenige Studien zur optimalen Dosis für eine Hemmung des Zyklooxygenase-Thromboxan-Mechanismus:

- 1985 deutete ein Bericht von italienischen Forschern darauf hin, daß 20 mg Aspirin die Thromboxanbildung weitestgehend, aber nicht vollständig hemmten.
- Eine Untersuchung deutscher Wissenschaftler verglich 1989 die Wirkung von täglich 30 mg mit 1000 mg Aspirin bei der Verhinderung eines zweiten Herzinfarkts. Nach einer zweijährigen Beobachtungsperiode ergab sich, daß die niedrige Dosierung genauso wirksam war wie die hohe.
- Eine andere deutsche Studie von 1989 verglich verschiedene Aspirin-Dosierungen: zweimal täglich 20 mg, einmal täglich 40 mg, jeden zweiten Tag 80 mg und einmal täglich 324 mg (eine Standardtablette). Die 324-mg-Dosis erbrachte die größte Thrombozytenhemmung. Allerdings war die 80-mg-Dosis jeden zweiten Tag fast genauso wirksam. Die anderen Dosierungen erbrachten eine weit geringere Wirkung. Die Forscher kamen zu der Schlußfolgerung, daß die beste niedrige Dosierung für die Prävention von Herzinfarkten irgendwo zwischen 324 mg jeden zweiten Tag, wie sie in der Physicians' Health Study (entspricht 162 mg/Tag) verabreicht wurde, und einer Standardtablette von 324 mg täglich liegt. Die Dosis von ungefähr einer halben Aspirintablette täglich hatte auch die größte Wirkung bei der Verhinderung von tödlich verlaufenden kolorektalen Karzinomen.

Entsprechend diesen Studien liegt scheinbar die beste niedrige Aspirindosis zwischen 162 mg und 324 mg täglich. Natürlich bietet jedes Medikament nur dann einen Schutz, wenn es regelmäßig eingenommen wird. Die regelmäßige Einnahme müssen Sie in Ihren Tagesrhythmus einbauen. Manch einer hat keine Schwierigkeiten, alle zwei Tage eine Tablette zu nehmen. Ein anderer kommt dabei durcheinander und zieht es vor, seine Medizin täglich einzunehmen. Manchem fällt es leicht, die Tabletten zu zerbrechen, während andere sich dieses »Theater« ersparen möchten. Aus diesen Gründen geben die Ärzte zur Zeit eine Vielzahl verschiedener Empfehlungen:

- eine 81-mg-Aspirintablette für Erwachsene täglich,
- zwei 81-mg-Aspirintabletten für Erwachsene täglich,
- eine halbe Standardtablette Aspirin (162 mg) täglich,
- eine Standardtablette Aspirin (324 mg) täglich,
- eine Standardtablette Aspirin jeden zweiten Tag (entspricht 162 mg täglich).

Fragen Sie Ihren Arzt, wieviel und wie oft Sie Aspirin einnehmen sollten.
Es gibt bereits Hinweise, daß bei denjenigen, die die regelmäßige Einnahme von niedrigdosiertem Aspirin abbrechen, ein plötzlicher Anstieg des Thromboxanspiegels und der Haftfähigkeit der Blutplättchen eintritt, was das Risiko eines Herzinfarkts, Schlaganfalls und anderer durch Aspirin vermeidbarer Erkrankungen erhöht. Wenn Ihr Arzt Ihnen die regelmäßige Einnahme von niedrigdosiertem Aspirin empfiehlt und Sie das Medikament, aus welchem Grund auch immer, wieder absetzen möchten, sollten Sie zuvor Ihren Arzt konsultieren.

*ausschleichen*

### Nicht durch Aspirin allein

Folgendes sollten Sie nicht vergessen: Selbst wenn Ihr Arzt Sie ermutigt, regelmäßig Aspirin einzunehmen, so ist dies kein Ersatz für den Abbau der Risikofaktoren. Geben Sie das Rauchen auf! Verringern Sie Ihr Gewicht! Essen Sie fettarm! Treiben Sie mäßig, aber regelmäßig Sport! Achten Sie auf Ihren Blutdruck, die Cholesterinwerte und mindern Sie den Streß!
Aspirin kann Wunder wirken, doch es wirkt am besten bei denen, die bewußt gesund leben.

# Quellenverzeichnis

KAPITEL I

**Die prophylaktische und therapeutische Wirkung von Aspirin bei Herzinfarkt und Angina pectoris**

ALTMANN, L. K. »Little-Known Doctor Who Found New Use for Common Aspirin.« *New York Times,* July 9, 1991, B6.

Anon (editorial). »Aspirin After Myocardinal Infarction«, *The Lancet* (1980) 8179:1172.

Aspirin Myocardial Infarction Study Research Group. »Aspirin and Myocarcdial Infarction: A New National Cooperative Trial«, *Journal of the American Medical Association* (1975) 232:1359.

–.»A Randomized, Controlled Trial of Aspirin in Persons Recovered from Myocardial Infarction«, *Journal of the American Medical Association* (1980) 243:661.

BASINSKI, A., and C. D. NAYLOR. »Aspirin and Fibrinolysis in Acute Myocardial Infarction: Meta-Analytic Evidence for Synergy«, *Journal of Clinical Epidemiology* (1991) 44:1085.

BECKER, R. C. »Aspirin in Acute MI and Angioplasty«, *Choices in Cardiology/Family Practitioner Series* (1992) 1:1:8.

Boston Collaborative Drug Surveillance Group. »Regular Aspirin Intake and Myocardial Infarction«, *Brit. Med. Journal* (1974) 1:440.

BREDDIN, K., et al. »Secondary Prevention of Myocardial Infarction: A Comparison of Acetylsalicylic Acid, Placebo, and Phenprocoumon«, *Haemostasis* (1980) 9:325.

CAIRNS, J. A., et al. »Aspirin, Sulfinpyrazone, or Both in Unstable Angina«, *New England Journal of Medicine* (1985) 313:1369.

CARPENTER, A. L., and J. C. CARAVALHO, JR. »Early Public Use of Aspirin in the Face of Probable Ischemic Chest Pain«, *The Lancet* (1990) 8682:1653.

Coronary Drug Project Research Group. »Aspirin in Coronary Heart Disease«, *Journal of Chronic Disease* (1976) 29:625.

CRAVEN, L. L. »Acetylsalicylic Acid: Possible Preventive of Coronary Thrombosis«, *Annals of Western Medicine and Surgery* (1950) 4:95.

–. »Experiences with Aspirin in the Nonspecific Prophylaxis of Coronary Thrombosis«, *Mississippi Valley Medical Journal* (1953) 75:38.

–. »Prevention of Coronary and Cerebral Thrombosis«, *Mississippi Valley Medical Journal* (1956) 78:213.

DALEN, J. E. »An Apple a Day, or an Aspirin a Day?«, *Archives of Internal Medicine* (1991) 151:1066.

DAS, B. N., and V. S. BANKA. »Coronary Artery Disease in Women: How It Is – and Isn't – Unique«, *Postgraduate Medicine* (1992) 91:4:197.

DAVIS, R. F., and E. G. ENGLEMAN. »Incidence of Myocardial Infarction in Patients with Rheumatoid Arthritis«, *Arthritis and Rheumatism* (1974) 17:527.

ELWOOD, P. C., et al. »A Randomized Controlled Trial of Acetylsalicylic Acid in the Secondary Prevention of Mortality from Myocardial Infarction«, *British Medical Journal* (1974) 1:436.

ELWOOD, P. C., et al. »Aspirin and Secondary After Myocardial Infarction«, *The Lancet* (1979) 8156:1314.

ELWOOD, P. C., and W. O. WILLIAMS. »A Randomized Controlled Trial of Aspirin in the Prevention of Early Mortality in Myocardial Infarction«, *Journal of the Royal College of General Practitioners (1979) 29:413*.

ERNST, E., et al. »Garlic and Blood Lipids«, *British Medical Journal* (1985) 291:139.

GAVAGHAN, T. P., et al. »Immediate Postoperative Aspirin Improves Vein Graft Patency Early and Late After Coronary Artery Bypass Surgery: A Placebo-Controlled, Randomized Study«, *Circulation* (1991) 83:1526.

HEIKINHEIMO, R., and K. JARVINEN. »Acetylsalicylic Acid and Arteriosclerotic-Thromboembolic Diseases in the Aged«, *Journal of the American Geriatric Society* (1971) 19:403.

ISIS-2 Collaborative Group. »Randomized Trial of Intravenous Streptokinase, Oral Aspirin, Both, or Neither Among 17, 187 Cases of Suspected Acute Myocardial Infarction: ISIS-2«, *The Lancet* (1988) 8607:349.

ISIS-3 Collaborative Group. »ISIS-3: A Randomized Comparison of Streptokinase, vs. Tissue Plasminogen Activator vs. Antistreplase and of Aspirin Plus Heparin vs. Aspirin Alone Among 41, 299 Cases of Suspected Acute Myocardial Infarction«, *The Lancet* (1992) 339:753.

KINGSLEY, C.M., and C. G. SATYENDRA. »How to Reduce the Risk of Coronary Artery Disease«, *Postgraduate Medicine* (1992) 91:4:147.

LAVIE, C. J., et al. »Exercise and the Heart: Good, Benign, or Evil?«, *Postgraduate Medicine* (1992) 9:2:130.

LEWIS, D. H., et al. »Protective Effects of Aspirin Against Acute Myocardial Infarction and Death in Men with Unstable Angina«, *New England Journal of Medicine* (1983) 309:396.

MAHON, J., et al. »Use of Acetylsalicylic Acid by Physicians and in the Community«, *Journal of the Canadian Medical Association* (1991) 145:1107.

MANSON, J. E., et al. »A Prospective Study of Aspirin Use and Primary Prevention of Cardiovascular Disease in Women«, *Journal of the American Medical Association* (1991) 266:521.

MUSTARD, J. F., et al. »Aspirin in the Treatment of Cardiovascular Disease: A Review«, *American Journal of Medicine* (1983) 75 (Suppl.):43.

OVERMYER, R. H. »Improving the Chances for Post-MI Reperfusion with Thrombolytics,«, *Modern Medicine* (1992) 60:1:86.

Persantine-Aspirin Reinfarction Study Research Group. »The Persantine-Aspirin Reinfarction Study«, *Circulation* (1980) 62:Suppl V:V-85.

PETO, R., et al. »Randomized Trial of Prophylactic Daily Aspirin in British Male Physicians«, *British Medical Journal* (1988) 296:313.

RIDKER, P. M., et al. »Low-Dose Aspirin Therapy for Chronic Stable Angina: A Randomized, Placebo-Controlled Trial«, *Annals of Internal Medicine* (1991) 114:835.

RITTER, J. M. »Placebo-Controlled, Double-Blind Clinical Trials Can Impede Medical Progress«, *The Lancet* (1980) 8178:1126.

ROBERTS, H. R., and J. N. LOZIER. »New Perspectives on the Coagulation Cascade«, *Hospital Practice* (1992) 27:1:97.

SATLER, L. F., and C. E. RACKLEY. »Update on Unstable Angina«, *Hospital Medicine* (1992) 28:2:33.

SCHWARTZ, L., et al. »Aspirin and Dipyridamole in the Prevention of

Restenosis After Percutaenous Transluminal Coronary Angioplasty«, *New England Journal of Medicine* (1988) 318:1714.

SPRANGER, M., et al. »Sex Differences in the Antithrombotic Effect of Aspirin«, Stroke (1989) 20:34.

Steering Committee of the Physicians' Health Study Research Group. »Preliminary Report: Findings from the Aspirin Component of the Ongoing Physicians' Health Study«, *New England Journal of Medicine* (1988) 320:262.

–. »Final Report on the Aspirin Component of the Ongoing Physicians' Health Study«, *New England Jour. of Med.* (1989) 321:129.

TAYLOR, R. R., et al. »Effects of Low-Dose Aspirin on Restenosis After Coronary Angioplasty«, *Am. Journal of Cardiology* (1991) 68:874.

THÉROUX. P., et al. »Aspirin, Heparin, or Both to Treat Acute Unstable Angina«, *New England Journal of Medicine* (1988) 319:1105.

VETROVEC, G. W., et al. »Intracoronary Thrombus in Syndromes of Unstable Angina«, *American Heart Journal* (1981) 102:1202.

WALLENTIN, L. C., et al. »Aspirin After an Episode of Unstable Coronary Artery Disease: Long-Term Effects on the Risk for Myocardial Infarction, Occurrence of Severe Angina, and the Need for Revascularization«, *Journal of the American College of Cardiology (1991) 18:1587.*

WEISS, H. J., and L. M. ALEDORT. »Impaired Platelet/Connective Tissue Reaction in Man After Aspirin Ingestion«, *The Lancet* (1967) 7514:495.

WEISS, H. J., et al. »The Effect of Salicylates on the Hemostatic Properties of Platelets in Man«, *Journal of Clinical Investigations* (1968) 47:2169.

WHELAN, A. M., et al. »The Effect of Aspirin on Niacin-Induced Cutaneous Reactions«, *Journal of Family Practice* (1992) 34:165.

KAPITEL 2

**Die prophylaktische Wirkung von Aspirin bei Schlaganfall und Altersschwäche**

Antiplatelet Trialists' Collaboration. »Secondary Prevention of Vascular Disease by Prolonged Antiplatelet Treatment«, *British Medical Journal* (1988) 296:320.

Atrial Fibrillation Study Group. »Stroke Prevention in the Atrial Fibrillation Study«, *Circulation* (1991) 84:527.

Barnett, H. J. M., et al. »Aspirin: Effective in Males Threatened with Stroke«, *Stroke* (1978) 9:295.

Bousser, M. G., et al. »AICLA Controlled Trial of Aspirin and Dipyridamole in the Secondary Prevention of Atherothrombotic Cerebral Ischemia«, *Stroke* (1983) 14:5.

Brass, L. M., et al. »Transient Ischemic Attacks in the Elderly: Diagnosis and Treatment«, *Geriatrics* (1992) 47:5:36.

Bundlie, S. R. »Ischemic Stroke: How to Keep the First One from Happening«, *Postgraduate Medicine* (1991) 90:8:56.

Canadian Cooperative Study Group. »A Randomized Trial of Aspirin and Sulfinpyrazone in Threatened Stroke«, *New England Journal of Medicine* (1978) 299:53.

Cebul, R. D. »Aspirin and MID: Notes of Caution«, *Journal of the American Geriatric Society* (1989) 37:573.

Collins, R., et al. »Blood Pressure, Stroke, Coronary Heart Disease, and Short-Term Reduction in Blood Pressure: An Overview of Randomized Drug Trials in Their Epidemiological Context«, *The Lancet* (1990) 8693:827.

Day, H. J., »Stroke Prevention Therapy: Aspirin vs. Ticlopidine«, *Drug Therapy* (1992) 22:2:31.

Dutch TIA Trial Study Group. »A Comparison of Two Doses of Aspirin (30 mg vs. 283 mg a day) in Patients After a Transient Ischemic Attack or Minor Stroke«, *New England Journal of Medicine* (1991) 325:1261.

Dyken, M. L., »Editorial: Transient Ischemic Attacks and Aspirin, Stroke and Death; Negative Studies and Type II Error«, *Stroke* (1983) 14:2.

European Stroke Prevention Study Group. »The European Stroke Prevention Study (ESPS)«, *The Lancet* (1987) 8572:1351.

Fields, W. S., et al. »Controlled Trial of Aspirin in Cerebral Ischemi«, *Stroke* (1977) 8:301.

Furlan, A. J. »Transient Ischemic Attacks: Recognition and Management«, *Heart Disease and Stroke* (1992) 1:1:33.

Haas, W. K. »Aspirin for the Limping Brain«, *Stroke* (1977) 8:299.

Harrison, M. J. »Role of Platelets and Antiplatelet Agents in Cerebrovascular Disease: Clues from trials«, *Circulation* (1990) 81(Suppl. I):120.

HERSHEY, L. A. »Stroke Prevention in Women: Role of Aspirin vs. Ticlopidine«, *American Journal of Medicine* (1991) 91:288.

KOLLER, R. L. »Prevention of Recurrent Ischemic Stroke«, Postgraduate Medicine (1991) 90:8:81.

KUTNER, M., et al. »Physicians' Attitudes Toward Oral Anticoagulants and Antiplatelet Agents for Stroke Prevention in Elderly Patients with Atrial Fibrillation«, *Archives of Internal Medicine* (1991) 151:1950.

MEYER, J. S. et al. »Randomized Clinical Trial of Daily Aspirin Therapy in Multi-Infarct Dementia«, *Journal of the American Geriatrics Society* (1989) 37:549.

SALT Collaborative Group. »Swedish Aspirin Low-Dose Trial (SALT) of 75 mg Aspirin as Secondary Prohpylaxis After Cerebrovascular Ischemic Events«, *The Lancet* (1991) 8779:1345.

SIVENIUS, J., et al. »The European Stroke Prevention Study: Results Acording to Sex«, *Neurology* (1991) 41:1189.

SORENSEN, P. S., et al. »Acetylsalicylic Acid in the Prevention of Stroke in Patients with Reversible Cerebral Ischemic Attacks: A Danish Cooperative Study«, *Stroke* (1983) 14:15.

STACHENKO, S. J., et al. »Aspirin in Transient Ischemic Attacks and Minor Stroke: A Meta-Analysis«, *Familiy Practice Research Journal* (1991) 11:179.

UK-TIA Study Group. »United Kingdom Transient Ischemic Attack Aspirin Trial: Interim Results«, *British Medical Journal* (1988) 296:316.

WOLF, P. A., et al. »Atrial Fibrillation as an Independent Risk Factor for Stroke: The Framingham Study«, *Stroke* (1991) 22:983.

## Die prophylaktische und therapeutische Wirkung von Aspirin bei weiteren ernsten Herz-Kreislauf-Erkrankungen

ANON. »Low-Dose Aspirin Found to Slow Peripheral Artery Disease Course«, *Family Practice News* (1992) 22:2:1.

DOMOTO, D. T., et al. »Combined Aspirin and Sulfinpyrazone in the Prevention of Recurrent Hemodialysis Vascular Access Thrombosis«, *Thrombosis Research* (1991) 62:737.

GIANSANTE, C., et al. »Treatment of Intermittent Claudication with Antiplatelet Agents«, *Journal of Internal Medical Research* (1990) 18:400.

MCCARDEL, B. R., et al. »Aspirin Prophylaxis and Surveillance of Pulmonary Embolism and Deep Vein Thrombosis in Total Hip Arthroplasty«, *Journal of Arthroplasty* (1990) 5:181.

KAPITEL 4

## Aspirin und Prophylaxe des Kolonkarzinoms

ALCORN, J. M. »Colorectal Cancer Prevention: A Primary Care Approach«, *Geriatrics* (1992) 47:2:24.

American Cancer Society. »1989 Survey of Physicians' Attitudes and Practices in Early Cancer Detection«, *CA Cancer Journal* (1990) 40:2:77

BARON, J. A., and E. R. GREENBERG. »Could Aspirin Really Prevent Colon Cancer?«, *New England Journal of Medicine* (1991) 325:1644.

GIOVANNUCCI, E., et al. »Relationship of Diet to Risk of Colorectal Adenoma in Men«, *Journal of the Nat. Cancer Institute* (1992) 84:91.

KUNE, G. A., et al. »Colorectal Cancer, Chronik Illnesses, Operations and Medications: Case-Control Results from the Melbourne Colorectal Cancer Study«, *Cancer Research* (1988) 48:4399.

LABAYLE, D., et al. »Sulindac Causes Regression of Rectal Polyps in Familial Adenomatous Polyposis«, *Gastroenterology* (1991) 101:635.

LEE, M. W. »Colorectal Cancer: Recent development and Continuing Controversies«, *Postgraduate Medicine* (1992) 91:1:153.

LYNCH, N. R., et al. »Mechanism of Inhibition of Tumour Growth by Aspirin and Indomethacin«, *British Cancer Journal* (1978) 38:503.

PAGANINI-HILL, A., et al. »Aspirin Use and Chronic Diseases: A Cohort Study of the Elderly«, *British Medical Journal* (1989) 299:1247.

POLLARD, M., and P. H. LUCKERT. »Indomethacin Treatment of Rats with Dimethylhydrazine-Induced Intestinal Tumors«, *Cancer Treatment Reports* (1980) 64:1323.

ROSENBERG, L., et al. »A Hypothesis: Nonsteroidal Anti-Inflammatory Drugs Reduce the Incidence of Large-Bowel Cancer«, *Journal of the National Cancer Institute* (1991) 83:355.

SELBY, J. V., et al. »A Case-Control Study of Screening Sigmoidoscopy and Mortality from Colorectal Cancer«, *New England Journal of Medicine* (1992) 326:653.

THUN, M. J., et al. »Aspirin Use and Reduced Risk of Fatal Colon Cancer«, *New England Journal of Medicine* (1991) 325:1593.

TROCK, B., et al. »Dietary Fiber, Vegetables and Colon Cancer: Critical Review and Meta Analysis of the Epidemiological Evidence«, *Journal of the Natinoal Institute* (1990) 82:650.

*Willett, W. C.,* et al. »Relation of Meat, Fat and Fiber Intake to the Risk of Colon Cancer in a Prospective Study Among Women«, *New England Journal of Medicine* (1990) 323:1664.

KAPITEL 5

**Aspirin und Schwangerschaft: Risiken und neuer Nutzen**

BEAUFILS, M., et al. »Prevention of Preeclampsia by Early Antiplatelet Therapy«, *The Lancet* (1985) 8433:840.

BENIGNI, A., et al. »Effect of Low-Dose Aspirin on Fetal and Maternal Generation of Thromboxane by Platelets in Women at Risk for Pregnancy-Induced Hypertension«, *New England Journal of Medicine* (1989) 321:357.

FITZGERALD, D. J., et al. »Decreased Prostacyclin Biosynthesis Preceding the Clinical Manifestation of Pregnancy-Induced Hypertension«, *Circulation* (1987) 75:956.

HERTZ-PICCIOTTO, I., et al. »The Risks and Benefits of Taking Aspirin During Pregnancy«, *Epidemiologic Reviews* (1990) 12:108.

IMPERIALE, T. FL., and A. STOLLENWERK-PETRULIS. »A Meta-Analysis of Low-Dose Aspirin for the Prevention of Pregnancy-Induced Hypertensive Disease«, *Journal of the American Medical Association* (1991) 266:261.

KARBOSKI, J. A. »Medication Selection for Pregnant Women«, *Drug Therapy* (1992) 22:2:53.

MASOTI, G., et al. »Differential Inhibition of Prostacyclin Production and Platelet Aggregation by Aspirin«, *The Lancet* (1979) 8154:1213.

MCPARLAND, P., et al. »Doppler Ultrasound and Aspirin in Recognition and Prevention of Pregnancy-Induced Hypertension«, *The Lancet* (1990) 335:1552.

PARK, C. H. »Etiologic Heterogeneity of Anencephalus and Spina Bifida«, *Dissertations Abstracts* (1991) 52/06-B:3019.

RUDOLPH, A. M. »Effects of Aspirin and Acetaminophen in Pregnancy and in the Newborn«, *Arch. of Internal Med.* (1981) 141:358.

SCHIFF, E., et al. »The Use of Aspirin to Prevent Pregnancy-Induced Hypertension and Lower the Ratio of Thromboxane-$A_2$ to Prostacyclin in Relatively High-Risk Pregnancies«, *New England Journal of Medicine* (1989) 321:351.

TRUDINGER, B. J., et al. »Low-Dose Aspirin Therapy Improves Fetal Weight in Umbilical Placental Insufficiency«, *American Journal of Obstetrics and Gynecology* (1988) 159:681.

WALLENBERG, H. C. S., et al. »Low-Dose Aspirin Prevents Pregnancy-Induced Hypertension and Preeclampsia in Angiotensin-Sensitive Primigravidae«, *The Lancet* (1986) 8471:1.

WALLENBERG, H. C. S., and N. ROTMANS. »Prevention of Recurrent Idiopathic Fetal Growth Retardation by Low-Dose Aspirin and Dipyridamole«, *American Journal of Obstetrics and Gynecology* (1987) 157:1230.

WALSH, S. W. »Pre-Eclampsia: An Imbalance in Placental Prostacyclin and Thromboxane Production«, *American Journal of Obstetrics and Gynecology* (1985) 152:335.

–. »Treatment for the Imbalance of Increased Thromboxane and Decreased Prostacyclin in Preeclampsia«, *American Journal of Perinatology* (1989) 6:124.

WERLER, M. M., et al. »The Relation of Aspirin Use During the First Trimester of Pregnancy to Congenital Cardiac Defects«, *New England Journal of Medicine* (1989) 321:1639.

KAPITEL 6

## Neue Anwendungsmöglichkeiten von Aspirin

**Migräne**

BURING, J. E., et al. »Low-Dose Aspirin for Migraine Prophylaxis«, *Journal of the American Medical Association* (1990) 264:1711.

DALESSIO, D. J. »Migraine, Platelets and Headache Prophylaxis«, *Journal of the American Medical Association* (1978) 239:52.

GROTEMEYER, K. H., et al. »Acetylsalicylic Acid vs. Metropolol in Migraine Prophylaxis: A Double-Blind, Cross-Over Study«, *Headache* (1990) 30:639.

O'NEILL, B. P., and J. D. MANN. »Aspirin Prophylaxis in Migraine«, *The Lancet* (1978) 8101:1179.

PETO, R., et al. »Randomized Trial of Prophylactic Daily Aspirin in British Male Doctors«, *British Medical Journal* (1988) 296:313.

**Grauer Star**

CHEW, Y., et al. »Aspirin Effects on the Development of Cataracts in Patients with Diabetes Mellitus«, *Archives of Ophthalmology* (1992) 110:339.

COTLIER, E., et al. »Distribution of Salicylate in Lens and Intraocular Fluids and Its Effect on Cataract Formation«, *American Journal of Medicine* (1983) 75(Suppl.):83.

HARDING, J. J., et al. »Protection Against Cataract by Aspirin, Paracetomol and Ibuprofen«, *Acta Ophthalmologica* (1989) 67:518.

LESKE, C. M., et al. »The Lens Opacity Case Control Study: Risk Factors for Cataract«, *Archives of Ophthalmology* (1991) 109:244.

SEDDON, J. M., et al. »Low-Dose Aspirin and Risk of Cataract in a Randomized Trial of U. S. Physicians«, *Archives of Ophthalmology* (1991) 109:252.

SEIGEL, D., et al. »Aspirin and Cataracts«, *Ophthalmology* (1982) 89:47A.

SHARMA, Y. R., et al. »Systemic Aspirin and System Vitamin E in Senile Cataracts«, *Indian Journal of Ophthalmology* (1989) 37:134.

**Gallensteine**

BROOMFIELD, P. H., et al. »Effects of Ursodeoxycholic Acid and Aspirin on the Formation of Lithogenic Bile and Gallstones During Loss of Weight«, *New England Journal of Medicine* (1988) 319:1567.

HOOD, K., et al. »Prevention of Gallstone Recurrence by Nonsteroidal Anti-Inflammatory Drugs«, *The Lancet* (1988) 8622:1223.

KURATA, J. H., et al. »One Gram of Aspirin Per Day Does Not Reduce Risk of Hospitalization for Gallstone Disease«, *Digestive Diseases and Sciences* (1991) 36:1110.

LEE, S. P., et al. »Aspirin Prevention of Cholesterol Gallstone Formation in Prairie Dogs«, *Science* (1981) 211:1429.

## Diabetische Retiropathie

DAMAD Study Group. »Effect of Aspirin Alone and Aspirin Plus Dipyridamole in Early Diabetic Retinopathy: A Multicenter, Randomized, Controlled Clinical Trial«, *Diabetes* (1980) 38:491.

Early Treatment Diabetic Retinopathy Study Research Group. »Effects of Aspirin Treatment on Diabetic Retinopathy«, *Opthalmology* (1991) 98:757.

KONETI-ROA, A., et al. »Platelet Coagulant in Diabetes Mellitus: Evidence for Platelet Coagulant Hyperactivity and Platelet Volume«, *Journal of Laboratory and Clinical Medicine* (1984) 103:82.

SCHACHAT, A. P. »Can Aspirine Be Used Safety for Patients with Proliferative Diabetic Retinopathy?«, *Archives of Ophthalmology* (1992) 110:180.

## Immunsystem

CESARIO, T. C., et al. »The Regulation of Interferon Production by Aspirin, Other Inhibitors of the Cyclooxygenase Pathway, and Agents Influencing Calcium Channel Flux«, *Bulletin of the New York Academy of Sciences* (1989) 65:26.

GRAHAM, N. M., et al. »Adverse Effects of Aspirin, Acetaminophen and Ibuprofen on Immune Function, Viral Shetting and Clinical Status in Rhinovirus-Infected Volunteers«, *Journal of Infectious Disease* (1990) 162:1277.

HSIA, J., et al. »Immune Modulation by Aspirin During Experimental Rhinovirus Colds«, *Bulletin of the New York Academy of Sciences* (1989) 65:45.

HUANG, R. T. C., and E. DIETSCH. »Anti-Influenza Viral Activity of Aspirin in Cell Culture«, *New England Jour. of Med.* (1988) 319:797.

POTTATHIL, R., et al. »Establishment of the Interferon-Mediated Antiviral State: Role of Fatty Acid Cyclooxygenase«, *Proceedings of the National Academy of Sciences* (1980) 77:5437.

## Schlaflosigkeit

Houri, P. J., and P. M. Silberfarb. »Effects of Aspirin on the Sleep of Insomniacs«, *Current Therapeutic Research* (1980) 28:867.

## Übergewicht

Astrup, A., et al. »Enhanced Thermogenic Responsiveness During Chronic Ephedrine Treatment in Man«, *American Journal of Clinical Nutrition* (1985) 42:83.

Horton, T. J., and C. A. Geissler. »Aspirin Potentiates the Effect of Ephedrine on the Thermogenic Response to a Meal in Obese But Not Lean Women«, *International Journal of Obesity* (1991) 15:359.

Pasquali, R., et al. »Does Ephedrine Promote Weight Loss in Low-Energy-Adapted Obese Women?«, *International Journal of Obesity* (1987) 11:163.

## Zöliakie (Glutenunverträglichkeit)

Martin, B. W. »Aspirin for Gluten Enteropathy«, *The Lancet* (1982) 8307:1099.

## Hüftgelenkkomplikationen

Frieberg, A. A., et al. »The Use of Aspirin to Prevent Heterotopic Ossification After Total Hip Arthroplasty: A Preliminary Report«, *Clinical Orthopaedics and Related Research* (1991) 267:93.

## Lepra

Klenerman, P., »Prostaglandins and Leprosy: A Role for Aspirin?«, *Leprosy Review* (1989) 60:51.

## Kapitel 7

## ... und nicht vergessen: Bei Schmerzen, Fieber und Entzündungen – Aspirin

Bland, John H. »The Reversibility of Osteoarthritis: A Review«, *American Journal of Medicine* (1983) 75(Suppl.):16.

Csuka, M. E., and D. J. McCarthy. »Aspirin and the Treatment of Rheumatoid Arthritis«, *Rheumatic Disease Clinics* (1989) 15:439.

Done, A., K. »The Treatment of Fever: A Review«, *American Journal of Medicine* (1983) 75(Suppl.):27.

Lou Harris and Associates. »The Nuprin Pain Report.« N Y, 1985.

Malmberg, A. B., and T. L. Yaksh. »Hyperalgesia Mediated by Spinal Glutamate or Substance P Receptor Blocked by Spinal Cyclooxygenase Inhibition«, *Science* (1992) 257:1276.

Von Witt, R. J. »Tropical Aspirin for Wasp Stings«, *The Lancet* (1980) 8209/9:1379.

Kapitel 8

**Neben- und Wechselwirkungen von Aspirin**

S. 149 ff

Berstad, K., et al. »Acute Damage of Gastroduodenal Mucosa by Acetylsalicylic Acid: No Prolonged Protection by Antacids«, *Alimentary Pharmacology and Therapeutics* (1989) 3:585.

Carson, S. S., et al. »Combined Effects of Aspirin and Noise in Causing Permanent Hearing Loss«, *Archives of Otolaryngology* (1989) 115:1070.

Hawkey, C. J., et al. »Prophylaxis of Aspirin-Induced Gastric Mucosal Bleeding with Ranitidine«, *Alimentary Pharmacology and Therapeutics* (1988) 2:245.

–. »Seperation of the Impairment of Haemostasis by Aspirin from Mucosal Injury in the Human Stomach«, *Clinical Science* (1991) 81:565.

Hawthorne, A. B., et al. »Aspirin-Induced Gastric Mucosal Damage: Prevention by Enteric-coating and Relation to Prostaglandin Synthesis«, *British Journal of Clinical Pharm.* (1991) 32:77.

Holzer, P., et al. »Intragastric Capsaicin Protects Against Aspirin-Induced Lesion Formation and Bleeding in the Rat Gastric Mucosa«, *Gastroenterology* (1989) 96:1425.

Klein, M. L. »Macular Degenerations: Is Aspirin a Risk for Progressive Disease?«, *Journal of the American Medical Association*(1991) 266:2279.

Kresel, J. J. »The Epidemiology of Childhood Poisonings: An Investigation into the Methods of Entry Used by Children Under Five Years of Age to Access Children's Aspirin or Chewable Multivitamins«, *Dissertation Abstracts* (1981) 50/07-B:2867.

205

Lanas, A., et al. »Significant Role of Aspirin Use in Patients with Esophagitis«, *Journal of Clinical Gastroenterology* (1991) 13:622.

Levy, M. »Aspirin Use in Patients with Major Upper Gastrointestinal Bleeding and Peptic Ulcer Disease«, *New England Journal of Medicine* (1974) 290:1158.

Linnoila, M., et al. »Acute Effect of Antipyretic Analgesics, Alone or in Combination with Alcohol, on Human Psychomotor Skills Related to Driving«, *British Journal of Clinical Pharmacology* (1974) 1:477.

Makheja, A. N., et al. »Inhibition of Platelet Aggregation and Thromboxane Synthesis by Onion and Garlic«, *The Lancet* (1979) 8119:781.

Manning, M. E., and D. D. Stevenson. »Aspirin Sensitivity: A Distressing Reaction That Is Now Often Treatable«, *Postgraduate Medicine* (1991) 90:5:227.

Muller, P., et al. »Protection from Gastroduodenal Adverse Effects of Acetylsalicylic Acid with Ranitidine: An Endoscopic Controlled Double-Blind Study of Healthy Volunteers«, *Arzneimittelforschung* (1991) 41:638.

Naurang, A. »Risk Factors for Gastrointestinal Ulcers Caused by Nonsteroidal Anti-Inflammatory Drugs«, *Journal of Familiy Practice* (1991) 32:619.

Pawlowicz, A., et al. »Inhalation and Nasal Challenge in the Diagnosis of Aspirin-Induced Asthma«, *Allergy* (1991) 46:405.

Roline, R., et al. »Aspirin Increases Blood Alcohol Concentrations in Humans After Ingestion of Ethanol«, *Journal of the American Medical Association* (1990) 264:2406.

Settipane, G. A. »Aspirin and Allergic Disease: A Review«, *American Journal of Medicine* (1983) 75(Suppl.):102.

Snodgrass, W. R. »Salicylate Toxicity«, *Pediatric Clinics of North America* (1986) 33:381.

Stypulkowski, P. H. »Physiological Mechanisms of Salicylate Ototoxicity«, *Dissertation Abstracts* (1989) 50/09-B:3860.

Szczeklik, A. »Aspirin-Induced Asthma: New Insights into Pathogenesis and Clinical Presentation of Drug Intolerance«, *Inter. Archives of Allergy and Applied Immunology* (1989) 90(Suppl. 1):70.

Thorngren, M., and A. Gustafson. »Effects of Acetylsalicylic Acid and Dietary Intervention on Primary Hemostasis«, *American Journal of Medicine* (1983) 75(Suppl.):66.

206

TRUITT, E. B., et al. »Aspirin Attenuation of Alcohol-Induced Flushing and Intoxication in Oriental and Occidental Subjects«, *Alcohol* (1987) 22(Suppl. 1):595.

VERTREES, J. E., et al. »Repeated Oral Administration of Activated Charcoal for Treating Aspirin Overdose in Young Children«, *Pediatrics* (1990) 85:594.

WEISS, H. J. »Aspirin: A Dangerous Drug?«, *Journal of the American Medical Association* (1974) 229:1221.

WILLIAMS, W. R., et al. »Aspirin-Like Effects of Selected Food Additives and Industrial Sensitizing Agents«, *Clinical and Experimental Allergy* (1989) 19:533.

–. »Aspirin-Sensitive Asthma: Significance of the Cyclooxygenase-Inhibiting and Protein-Binding Properties of Analgesic Drugs«, *International Archives of Allergy and Applied Immunology* (1991) 95:303.

KAPITEL 9

## Aspirin und die Konkurrenz

CHAN, W. Y. »Prostaglandins and Nonsteroidal Anti-Inflammatory Drugs in Dysmenorrhea«, *Annual Review of Pharmacology and Toxicology* (1983) 23:131.

FORBES, J. A. et al. »An Evaluation of Fluribuprofen, Aspirin and Placebo in Postoperative Oral Surgery Pain«, *Pharmacotherapy* (1989) 9:66.

–. »Evaluation of Ketorolac, Aspirin and an Acetaminophen – Codeine Combination in Postoperative Oral Surgery Pain«, *Pharmacotherapy* (1990), 10:6 (Suppl.): 77 S.

–. »Evaluation of Aspirin, Caffeine and Their Combinations in Postoperative Oral Surgery Pain«, *Pharmacotherapy* (1990) 110:387.

–. »Evaluation of Bromfenac, Aspirin and Ibuprofen in Postoperative Oral Surgery Pain«, *Pharmacotherapy* (1991) 11:64.

GRAHAM, N. M., et al. »Adverse Effects of Aspirin, Acetaminophen, and Ibuprofen on Immune Function, Viral Shedding and Clinical Status in Rhinovirus-Infected Volunteers«, *Journal of Infectious Diseases* (1990) 162:1277.

HILL, J., et al. »A Double-Blind, Crossover Study to Compare Lysine

Acetylsalicylic Acid (Aspergesic) with Ibuprofen in the Treatment of Rheumatoid Arthritis«, *Journal of Clinical Pharmacy and Therapeutics* (1990) 15:205.

KUMAR, S., and D. K. REX. »Failure of Physicians to Recognize Acetaminophen Hepatotoxicity in Chronic Alcoholics«, *Archives of Internal Medicine* (1991) 151:1189.

LASKA, E. M., et al. »Caffeine as an Analgesic Adjuvant«, *Journal of the American Medical Association* (1984) 251:1711.

PETERS, B. H., et al. »Comparison of 650 mg Aspirin and 1000 mg Acetaminophen with Each Other and with Placebo in Moderately Severe Headache«, *American Journal of Medicine* (1983) 75(Suppl.):36.

SCHACHTEL, B. P., et al. »Headache Pain Model for Assessing and Comparing the Efficacy of Over-the-Counter Analgesic Agents«, *Clinical Pharmacology and Therapeutics* (1991) 50:322.

–. »Caffeine as an Analgesic Adjuvant: A Double-Blind Study Comparing Aspirin with Caffeine to Aspirin and Placebo in Patients with Sore Throat«, *Archives of Internal Medicine* (1991) 151:733.

VANAGS, D., et al. »The Antiplatelet Effects of Daily Low-Dose Enteric-Coated Aspirin in Man: A Time Course of Onset and Recovery«, *Thrombosis Research* (1991) 59:995.

KAPITEL 10

## Aspirin und Kinder: Eltern, Achtung!

EAGLE, B. A., et al. »Reye's Syndrome in an Adult«, *Connecticut Medicine* (1989) 53:3.

FULGINITI, V. A., et al. »Aspirin and Reye's Syndrome«, *Pediatrics* (1982) 69:810.

HALL, S. M. »Reye's Syndrome and Aspirin: A Review«, *British Journal of Clinical Practice* (1990) 44:(Suppl. 70):4.

HALPIN, J. T., et al. »Reye's Syndrome and Medication Use«, *Journal of the American Medical Association* (1982) 248:687.

HURWITZ, E. S. »Reye's Syndrome«, *Epidemiologic Reviews* (1989) 11:249.

JOLLIET, P., and J. J. WIDMAN. »Reye's Syndrome in Adults with AIDS«, *The Lancet* (1990) 335:1457.

MAHEADY, D. C. »Reye's Syndrome: Review and Update«, *Journal of Pediatric Health Care* (1989) 3:246.

ORLOWSKI, J. P. »Reye's Syndrome: A Case-Control Study of Medication Use and Associated Viruses in Australia«, *Cleveland Clinic Medical Journal* (1990) 57:323.

PORTER, J. D., et al. »Trends in the Incidence of Reye's Syndrome and the Use of Aspirin«, *Archives of the Diseases of Children* (1990) 65:826.

STARKO, K. M., et al. »Reye Syndrome and Salicylate Use«, *Pediatrics* (1980) 66:859.

TANG, T. T., et al. »Reye Syndrome: A Correllated Electron-Microscopic, Viral and Biochemical Observation«, *Journal of the American Medical Association* (1975) 232:13:1339.

WALDMAN, R. J. »Aspirin is a Risk Factor in Reye's Syndrome«, *Journal of the American Medical Association* (1982) 247:3089.

WILSON, J. T., and R. D. BROWN. »Reye Syndrome and Aspirin Use: The Role of Prodromal Illness Severity in the Assessment of Relative Risk«, *Pediatrics* (1982) 69:822.

ZAMULA, A. »Reye Syndrome: Decline of a Disease«, *FDA Consumer (1990)* November:20.

KAPITEL 11

### Sollten Sie regelmäßig Aspirin nehmen? Wenn ja, wieviel?

Anon. »Questions, Concerns Still Bar Wider Use of Aspirin Prophylaxis«, *Family Practice News* (1992) 22:8:25.

DALEN, J. E. »An Apple a Day or an Aspirin a Day?« *Archives of Internal Medicine* (1991) 151:1066.

DEGAETANO, G., et al. »Pharmacology of Platelet Inhibition in Humans: Implications of the Salicylate-Aspirin Interaction«, *Circulation* (1985) 72:1185.

DUTCH TIA TRIAL STUDY GROUP. »A Comparison of Two Doses of Aspirin (30 mg vs. 283 mg a day) in Patients After a Transient Ischemic Attack or Minor Stroke«, *New England Journal of Medicine* (1991) 325:1261.

FORRESTER, W., and W. HOFFMANN. »Superior Prevention of Reinfarction by 30 mg per Day Aspirin Compared with 1000 mg: Results of a Two-Year Follow-Up Study«, *Progress in Clinical and Biological Research* (1989) 301:187.

LORENZ, R. L., et al. »Superior Antiplatelet Action of Alternate Day Pulsed Dosing vs. Split-Dose Administration of Aspirin«, *American Journal of Cardiology* (1989) 64:1185.

PATRONO, C., et al. »Clinical Pharmacology of Platelet Cyclooxygenase Inhibition«, *Circulation* (1985) 72:1177.

Steering Committee of the Physicians' Health Study Research Group. »Final Report on the Aspirin Component of the Ongoing Physicians' Health Study«, *New England Journal of Medicine* (1989) 321:129.

THUN, M. J., et al. »Aspirin Use and Reduced Risk of Fatal Colon Cancer«, *New England Journal of Medicine* (1991) 325:1593.

# Literaturverzeichnis

American Pharmaceutical Association. *Handbook of Nonprescription Drugs,* 8th ed. Washington, D.C.: American Pharmaceutical Association, 1986.

Amsterdam, EZRA A., and ANN M. HOLMES. *Take Care of Your Heart.* New York: Facts on File, 1984.

Consumer Reports. *The Medicine Show. Mt. Vernon, N.Y.: Consumers Union, 1983.*

CUNNINGHAM, F. GARY, et al. *Williams Obstetrics,* 18th ed. Norwalk, Conn.: Appleton and Lange, 1989.

FRIEDMAN, MEYER, and DIANE ULMER. *Treating Type-A Behavior and Your Heart.* New York: Knopf, 1984.

FERGUSON, TOM, M. D. *The No-Nag, No-Guilt, Do-It-Your-Own-Way Guide to Quitting Smoking.* New York: Ballantine, 1989.

GOODMAN GILMAN, ALFRED, et al. *Goodman and Gilman's The Pharmacological Basis of Therapeutics,* 7th ed. New York: Macmillan, 1985.

GOOR, RON, M. D., and NANCY GOOR. *Eater's Choice: A Food Lover's Guide to Lower Cholesterol.* Boston: Houghton Miffin, 1992.

GOOR, RON, M. D., NANCY GOOR, and KATHERINE BOYD, R. D. *The Choose to Lose Diet.* Boston: Houghton Mifflin, 1990.

GRAEDON, JOE, and TERESA GRAEDON. *The Gradeons' Best Medicine.* New York: Bantam, 1991.

HAMILTON, MICHAEL, M. D., M.P.H., et al. *The Duke University Medical Center Book of Diet and Fitness.* New York: Fawcett, Columbine, 1990.

HENDLER, SHELDON SAUL. *The Doctors' Vitamin and Mineral Encyclopedia.* New York: Fireside/Simon and Schuster, 1990.

HOLLEB, ARTHUR, ed. *The American Cancer Society Cancer Book.* New York: Doubleday, 1986.

211

HUFF, BARBARA, ed. *Physicians' Desk Reference for Nonprescription Drugs 1990.* ORADELL, N. J.: Medical Economics Co., 1990.

KUNZ, JEFFREY R. M., and ASHER J. FINKEL, eds. *The American Medical Association Family Medicale Guide.* New York: Random House, 1987.

MANN, CHARLES C., and MARK L. PLUMMER. *The Aspirin Wars.* New York: Knopf 1991.

OLIN, BERNIE R., ed *Drug Facts and Comparisons.* St. Louis, Mo.: Facts and Comparisons, 1990.

PETRIE, ROY H. *Perinatal Pharmacology.* ORADELL, N. J.: Medical Economics Books, 1989.

*Prevention* Magazine. *The Doctors Book of Home Remedies.* Emmaus, Pa.: Rodale Press, 1990.

RENNEKER, MARK. *Unterstanding Cancer.* Palo Alto, Calif.: Bull Publishing, 1988.

RINZLER, CAROL ANN. *Feed a Cold, Starve a Fever: A Dictionary of Medical Folklore.* New York: Facts on File, 1991.

SIMONS, ANNE, et al. *Before You Call the Doctor.* New York: Ballantine, 1992.

TARPLEY, DONALD F., et al., eds. *The Columbia University College of Physicians and Surgeons Complete Home Medical Guide.* New York: Crown, 1989.

WILSON JEAN, D., et al., eds. *Harrison's Principles of Internal Medicine,* 12th ed. New York: McGraw-Hill, 1991.

YUDOFSKY, STUART, et al. *What You Need to Know About Psychiatric Drugs. New York: Grove Weidenfield, 1991.*

## Literaturempfehlungen (Auswahl)

BERNDT, H.: Magenkrank. Verlag Gesundheit, Berlin 1993.

FAULHABER, H.-D.: Hoher Blutdruck, Ullstein Medicus, Berlin 1994.

FEITH, M.: Kopfschmerzen, Buch und Zeit, Köln 1992.

HAUPTMANN, C.: Zöliakie, Verlag Gesundheit, Berlin 1992.

HECHT, K.: Schlafstörungen, Ullstein Medicus, Berlin 1993.

HEYLL, U.: Risikofaktor Medizin, Ullstein, Berlin 1993.

HÜTTICH, B. (Hrsg.): Aktiv contra Übergewicht, Verlag Gesundheit, Berlin 1992.

HÜTTICH, B. (Hrsg.): Aktiv contra Verdauungsbeschwerden, Verlag Gesundheit, Berlin 1992.

HÜTTICH, B. (Hrsg.): Aktiv contra Stress, Verlag Gesundheit, Berlin 1992.

HÜTTICH, B. (Hrsg.): Aktiv contra Müdigkeit, Verlag Gesundheit, Berlin 1992.

HÜTTICH, B. (Hrsg.): Aktiv contra niedrigen Blutdruck, Verlag Gesundheit, Berlin 1992.

HÜTTICH, B. (Hrsg.): Aktiv contra Kopfschmerzen, Verlag Gesundheit, Berlin 1992.

KEITEL, W.: Rheuma – zum Schmerz verurteilt? Verlag Gesundheit, Berlin 1993.

KNOCH, H.-G.: Afterbeschwerden, Verlag Gesundheit, Berlin 1992.

MATHES, P.: Herzinfarkt, dtv. Ratgeber, München 1994.

MATZEN, P.: Das künstliche Hüftgelenk, Verlag Gesundheit, Berlin 1993.

MATZEN, P.: Orthopädische Erkrankungen im Kindes- und Jugendalter, Ullstein Medicus, Berlin 1993.

MENZEL, R.: Insulin zum Leben, Verlag Gesundheit, Berlin 1992.

MIELKE. U.: Kopfschmerzen bei Kindern, Ullstein Medicus, Berlin 1993.

SACHSENWEGER, M.: Der grüne und der graue Star, Ullstein Medicus, Berlin 1994.

RAABE, H.-J.: Check-up. Für Körper, Seele und Geist, Ullstein, Berlin 1993.

# Stichwörterverzeichnis

Abbruchregelm.Einn. erhöht Risiko 191

216

Dr. rer. nat. Manfred Reitz
Prof. Dr. med. Peter Gutjahr

# Krebs besiegen
Entstehung · Behandlung · Erfolge

*360 Seiten, 60 s/w-Abbildungen, gebunden*
*ISBN 3-550-06870-0*

Krebs – auch heute eine der gefürchtetsten Krankheiten.
Allein in Deutschland erkranken jährlich ca. 300 000
Menschen an Krebs.
Als Todesursache steht Krebs an zweiter Stelle. In den
letzten Jahren wurden in der Früherkennung und
Behandlung von Krebs beachtliche Fortschritte erzielt.
Das vorliegende Buch vermittelt die gesicherten und
neuesten naturwissenschaftlichen Erkenntnisse über das
Krankheitsbild Krebs. Der Leser wird umfassend
informiert über Ursachen, Verlauf und
Heilungsaussichten der häufigsten Krebserkrankungen.

Beide Autoren arbeiten im Bereich der Krebsforschung
an der Universität Mainz.

Ullstein Gesundheit

Dr. med. Josef Hammerschmid
Dr. med. Klaus Hammerschmid

# Lexikon der Heilmethoden

Schulmedizin · Alternative Heilmethoden ·
Hausmittel

*ca. 600 Seiten, gebunden*
*ISBN 3-550-06871-9*

Nicht nur Patienten und deren Angehörige, sondern auch
Ärzte und Heilpraktiker sind oftmals überfordert: Wie
lassen sich welche Beschwerden und Krankheiten
möglichst rasch, schonend, frei von Nebenwirkungen
und mit geringstem Aufwand lindern bzw. heilen?
Welche Risiken können auftreten, welche Konsequenzen
erfordern sie?
Welche Verfahren dürfen wann keinesfalls angewandt
werden?
Wurde wirklich alles getan?

Zum ersten Mal werden die gebräuchlichsten
Heilmethoden gegen die verbreitetsten Krankheiten und
Beschwerden einander gegenübergestellt. Ein Ratgeber
für den Patienten bzw. dessen Angehörige und ein
Kompendium für den Arzt oder Heilpraktiker.

Dieses Buch kann zur Kostendämpfung im
Gesundheitswesen beitragen.

Ullstein Gesundheit

Peter Radetzky

# Viren
Von Pasteur zur Gentechnologie
Ein Forschungsbericht

*496 Seiten, gebunden*
*ISBN 3-333-00720-7*

Aus dem Amerikanischen von Ralf Friese

Viren sind die größte Herausforderung unserer Zeit.
Peter Radetzky spannt einen weiten Bogen von den
Anfängen des Kampfes gegen die Pocken bis zu den
neuesten Entwicklungen der Virusforschung. Seine
spannende Reportage bietet erstaunliche Einblicke in
einen der faszinierendsten und bedeutendsten Zweige der
Naturwissenschaften.

»Der Verfasser hat sich mit solcher Verve in eines der
wichtigsten und aktuellsten Themen der Forschung
hineinvertieft, daß er mit gefährlich ansteckender
Begeisterung darüber schreibt.« Chicago Tribune

Ullstein Gesundheit

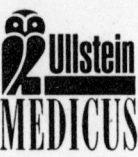

**Ullstein**

# MEDICUS

Solides Wissen
von qualifizierten
Fachleuten
für anspruchsvolle
Leser

In der Reihe
**Ullstein Medicus**
sind u. a. erschienen:

Prof. Dr. med. Ursel Mielke

## Kopfschmerzen
## bei Kindern

125 Seiten, 16 Abbildungen
ISBN 3-548-27801-9

Prof. Dr. med. Karl Hecht

## Selbsthilfe
## bei Schlafstörungen

164 Seiten, 12 Abbildungen
ISBN 3-548-27802-7

Priv.-Doz. Dr. med. Matthias Sachsenweger

## Der Grüne und
## der Graue Star

128 Seiten, 20 Abbildungen
ISBN 3-548-27803-5

Prof. Dr. med. Peter Matzen

## Orthopädische Erkrankungen
## im Kindesalter

166 Seiten, 52 Abbildungen
ISBN 3-548-27804-3

Prof. Dr. med. Hans Meffert

## Schuppenflechte

120 Seiten, 8 Abbildungen
ISBN 3-548-27813-2